子どもの摂食障害
－拒食と過食の心理と治療－

北海道大学大学院医学研究科　児童青年精神医学
傳田健三

目 次

はじめに

序　章 ………………………………………………………………………………… 1
　A．子どもの摂食障害の典型例 …………………………………………………… 3
　B．ストレスによる一時的な摂食の問題との違いは何か ……………………… 6

第1章　摂食障害とはどんな病気なのか ………………………………………… 9
　A．拒食と過食の心理 ……………………………………………………………… 11
　B．神経性無食欲症の臨床的特徴 ………………………………………………… 14
　C．神経性大食症の臨床的特徴 …………………………………………………… 20
　D．その他の摂食障害 ……………………………………………………………… 25

第2章　摂食障害はどうして起こるのか ………………………………………… 27
　A．摂食障害の発症機制 …………………………………………………………… 29
　B．子どもの摂食障害はどのように発展していくか …………………………… 33
　C．摂食障害は時代とともにどのように変化してきたか ……………………… 34

第3章　子どもの摂食障害 ………………………………………………………… 39
　A．子どもの摂食障害の臨床的特徴 ……………………………………………… 41
　B．子どもの摂食障害の具体的な臨床像―大学病院の外来統計から― ……… 44

第4章　実際の症例とその精神病理 ……………………………………………… 63
　A．症例呈示 ………………………………………………………………………… 65
　B．子どもの摂食障害の精神病理 ………………………………………………… 72

第5章　子どもの摂食障害の治療 …… 77
- A．初回面接の重要性 …… 79
- B．自分の問題をどのように受け入れていくか …… 81
- C．心理教育 …… 82
- D．神経性無食欲症の外来治療 …… 83
- E．神経性大食症の外来治療 …… 90
- F．入院治療 …… 94
- G．薬物療法 …… 98
- H．非言語的アプローチ …… 99

第6章　家族に対するアプローチ …… 113
- A．摂食障害患者を抱える親の諸相 …… 115
- B．母親の役割：ほどよい母親——グッドイナフ・マザー …… 116
- C．父親の役割 …… 117
- D．家族へのアプローチ …… 118
- E．家族はどう対応したらよいか——家族の対応10ヵ条 …… 122

第7章　子どもの摂食障害のパンフレット …… 129
- A．子どもの摂食障害パンフレット（子どもの摂食障害，摂食障害ってなあに？） …… 133
- B．摂食障害家族教室パンフレット（御家族の皆様へ） …… 145
- C．摂食障害家族グループパンフレット（摂食障害からの回復） …… 167

索引 …… 177

おわりに

はじめに

　かつて摂食障害は青年期発症の疾患であった。しかし近年，その発症の低年齢化が急速に進んでいる。診断基準を完全には満たさないものの，摂食障害予備軍ともいえる子どもたちが飛躍的に増加しているのが現状である。

　この背景には，社会文化的要因が大きく影響していると思われる。マスメディアが発達して情報化が進み，テレビやインターネット，雑誌や漫画などにより，現代の子どもたちは日常的に多様でかつ膨大な情報に晒されている。テレビをつけても雑誌を開いても，世の中はスリムできれいな女性で満ちあふれているかのようである。

　また，これまで摂食障害は，思春期の少女の「成熟拒否」や「女性性の拒否」という心理に基づいて発症するといわれてきた。第二次性徴を迎えた少女が，女性らしく成熟し変化していく自分の身体に戸惑い，恐れて，拒食という方法で成熟や女性になることを拒否している状態が摂食障害であると考えられたのである。

　ところが，最近ではそのような心理をうかがわせる症例にはめったに出会わなくなった。今や小学生でもダイエットという言葉を知らない子どもはほとんどいない。ダイエットをしてやせてきれいになりたいという願望は確実に低年齢化している。

　しかし，摂食障害をけっしてあなどってはいけない。摂食障害は精神科の疾患の中で唯一，その疾患自体が原因で生命の危機に陥る病気なのである。すなわち，摂食障害は「軽い気持ちのダイエット」というきっかけからは想像もできない，餓死あるいは衰弱死という深刻な側面もあわせ持っている。

　また他方で，摂食障害の生物学的な研究も進み，関連遺伝子が同定されつつある。社会文化的要因だけでは説明できない生物学的要因も確実に存在することもまた事実なのである。このように摂食障害は，生物学的要因，心理的要因，社会文化的要因が複雑に関連し合って発症する疾患であり，多方面からの研究が発展してきている。

　そして，摂食障害の経過や予後が次第に明らかになるにつれ，症状の変遷，慢性化，あるいは他の精神疾患の合併などの問題が顕在化し，早期からの治療の必要性が改めて認識されるようになったのである。すなわち，子ども時代に適切に診断し，治療を行うことが，病気の予後を大きく改善させ，もっとも有効な予防にもつながるということが言えるだろう。

　本書では，まず，摂食障害とはどんな病気なのか，どうして起こるのかについて概略を説明し，子どもの摂食障害について具体的な症例を呈示しながら，その診断，臨床的特徴，およびその治療について述べた。とくに治療については，薬物療法から精神療法まで最新の情報を解説するとともに，家族に対するアプローチの方法と家族自身がどう対応すべきかについて述べてみた。最

後に，子どもの摂食障害についての子どもと親向けのパンフレットを掲載した．
　なお，本書で紹介した症例については，プライバシーの保護のため，本人を特定できるような可能性のある内容については，省くとともに修正・変更を加えてあることをお断りしておきたい．

傳田健三

序　章

A．子どもの摂食障害の典型例
B．ストレスによる一時的な摂食の問題との違いは何か

序章

A. 子どもの摂食障害の典型例

　はじめに，子どもの摂食障害の典型例を呈示しようと思う。読者は子どもの摂食障害が，本人自身の元来の性格傾向，本人の体質，家族関係，友人関係，学校のストレス，学校におけるサポート体制など，さまざまな問題が関連していることに気づかれるだろう。しかし一方で，どの要因も決定的ではなく，どの子どももひとたび体調やバランスが崩れると摂食障害を発症しうるとも感じるのではないだろうか。また，治癒に至る経過を読むと，多くの人たちの連携が本人を中心に一つにまとまると，もつれた糸がほぐれるように自然に回復していくことも理解していただけるかと思う。

　また，症例のあとに，ストレスによる一時的な摂食の問題と本物の摂食障害はどう違うのか，どのように鑑別していくべきか，どこに視点を向けて摂食障害に気づいていくかについて述べた。

症例A：11歳10ヵ月，女子，小学6年生
主症状：食欲不振，易疲労感
家族歴・生育歴：父親（44歳，公務員），母親（39歳，専業主婦），A，妹（小学5年生）の4人暮し。父親は責任感が強く，真面目で几帳面な性格である。1年前より地方都市に単身赴任している。母親は内向的でやや神経質な性格で，妹は明朗，活発な性格である。
現病歴：Aは元来，内向的，温和，几帳面な性格であった。小さい頃から自家中毒を起こしやすく，風邪をひくと胃腸症状が出やすい傾向があった。母親の話では，年子の妹がいるため，母親にあまり甘えるところがなく，何でも我慢する傾向があったという。成績は中位で，友達は多くはなかったが，これまでの学校生活においてとくに問題は認められなかった。

　小学6年生の9月（身長150cm，体重40kg），仲がよくて話し相手であった親友が転校してしまった。それ以来，学校で話をする友達がいなくなり，やや孤立気味になっていた。修学旅行のグループ編制をしたとき，Aだけグループが決まらず，強いショックを受けた。担任教師の配慮でグループは決まったが，Aにとってはとてもつらい体験であった。

　Aは翌週から，微熱，嘔気，腹痛が出現するようになり学校を休むようになった。近所の小児

科医院へ行ったところ，風邪症状は改善したが，食欲低下が続き，水分摂取量も減少していった。次第に体重が減少していき，体力も低下したため，結局，修学旅行へは行くことができず，不登校の状態が続いた。10月の時点では体重は35kgに低下していた。家にいても元気がなく，好きな漫画を読むことや絵を描くことは，ある程度できるがすぐに疲れて根気が続かない状態であった。日中も横になっていることが目立つようになってきた。

　小児科医院で連日点滴を受けたが状態は改善しなかった。さまざまな検査を受けたが，身体的に異常所見は認められなかったため，摂食障害を疑われて11月中旬に私の病院を両親とともに受診した。当科初診時には体重は30kg（−30％）に低下していた。

　治療経過：急激な体重減少があるため，即日小児科に入院して，週に1度精神科へ通院する方法をとった。単身赴任の父親にも週末には面会に来てほしいこと，月に1回は通院にも同伴してほしいことを伝えた。精神科主治医，小児科主治医，担当看護師，臨床心理士，病院栄養管理部がチームを組んで，両親と密接に情報を交換し合い協力していくこととした。

　当初は末梢からの点滴と，普通食を食べるように勧めたが，食事も水分もほとんど摂ることができなかった。そのため入院1週間目に経鼻腔栄養の説明を両親とAに行い，流動食をチューブから注入することとした。

　ところが，経鼻腔栄養を始めると，Aは「なぜかわからないが太ることが恐い」と述べ，栄養チューブを自ら引き抜いてしまった。「チューブを通して流動食が鼻から胃に入っていくのを見るのが恐い」と言うため，両親とAと治療スタッフが話し合い，中心静脈栄養IVH（24時間の高カロリー輸液）を施行し，個室管理とした。

　IVHを始めると，Aは流動食が胃に入っていく恐怖から解放され，自然な笑顔が見られるようになった。母親も食事を食べるように強く勧める必要がなくなり，余裕を持ってAの表情や行動を観察することができるようになった。また，個室管理になったことで，Aは安心して母親に甘えることができるようになった印象があった。初診時には，神経性無食欲症にうつ病も合併している可能性も考えていたが，この時点では好きなことは楽しめており，睡眠にも問題はなかったので，うつ病は否定された。

　IVHによって体重が増えていくにつれ，自然に太ることに対する恐怖（肥満恐怖）は軽減していった。また，35kgになった時点で，空腹感が出現し，自ら食事を食べてみると言いだした。初めは800kcalの食事から開始したところ全量摂取可能であった。その後，Aと栄養管理部スタッフが相談しながら少しずつ食事のカロリーを増やしていき，それに伴ってIVHのカロリーを減量していった。また，体重の増加に合わせて，行動範囲を病室内，病棟内，病院内，院内学級，外出，外泊へと拡大していった。

　週1回の精神科への通院時には「食事日記」を書いてきてもらった。1日の食事内容とその時どんな気持ちがしたか，どんな考えが浮かんだかを記録してもらい，その他の日常生活において感じたことや考えたことも書き加えてもらった。面接は食事日記を中心に話し合われ，Aが自分の感情や考えをうまく表現できるように援助していった。また，臨床心理士とともに週に1度箱庭療法を行った。

Aと母親の関係は，IVHを開始し個室管理となった直後は，一時的に母親に過度に甘える部分も見られたが，次第に素直に甘える自然な関係に安定していった。また，父親も積極的に関わるようになり，週末は必ず面会に来て，付き添いも母親と交替するなど，家族の団結力が強化していった。また，勉強に関しては，病院併設の院内学級に毎日通級することができており，むしろ積極的に勉学に励んでいる姿が印象的であった。院内学級における友人関係の取り方や教師との接し方はごく自然であり，対人関係に何か問題がある印象は受けなかった。

　入院3ヵ月後には，常食を全量摂取することが可能となり，IVHを抜去することができた。そして翌年の3月上旬に退院し，元の小学校の卒業式には出席することができた。卒業後は私立の中学校へ進学した。中学校へは問題なく通学できるようになり，その後は順調な経過をたどっている。

　症例の総括：Aの摂食障害発症にはさまざまな要因が関与している。しかし，個々の問題はそれだけでは摂食障害発症の決定的な要因とはなり得ないことも事実なのである。

　まず，A自身の性格の問題がある。Aは元来内向的，温和，几帳面な性格で，友達も多くはなかった。年子の妹がいるため母親にあまり甘えるところがなく，何でも我慢する傾向があった。自己主張に乏しく，ストレスを一人で抱え込んでしまうところがあったと考えられる。小さい頃から自家中毒を起こしやすく，風邪をひくと胃腸症状が出やすい体質の問題もあった。また，親友が転校して孤立するという不運が重なったことも一つの要因としてあげられる。父親が単身赴任をして心細い思いをしていたこともあっただろう。

　発症直前のエピソードとしては，修学旅行のグループ編制でAだけがグループが決まらず，とてもつらい思いをしたことがある。その時の状況についてAは多くを語りたがらないが，担任のクラスの力動を把握する力量の問題もあったかと思う。クラスの中のAを仲間はずれにしようという雰囲気に気づかずに配慮を怠ったこと，その後の対応も後手に回り，指導力に若干の問題があったことは否めない。

　また，このケースのように発症直前に，感冒などの感染症が前駆している場合もまれではない。感冒症状消失後も食欲低下，飲水量の低下が続き，摂食障害を発症することになる。このように，子どもの摂食障害は，神経性無食欲症から発症することが多く，また自らのダイエットではなく，自然に食欲が低下していくことから発症することも多いのである。

　治療に関しては，子どもは体脂肪の比率が低いため急激に重篤な状態に陥りやすいことに注意し，当初は身体管理に重点をおく必要がある。とくに生命的危機にある子どもには経鼻栄養あるいはIVHを行う必要がある。入院治療では，原則として，子どもの体重増加に合わせて行動範囲を拡大していくという行動療法的アプローチを行っていく。

　治療では，精神科医師，小児科医師，看護師，臨床心理士，栄養管理部などによるチーム医療を行っていく。定期的にカンファレンスを行い，緊密な連絡を取り合っていく。また，家族に対しては，可能な限り父親の協力を求め，信頼関係を築きながら，互いに情報を交換し合って協力していくことが不可欠である。

　以上のように，治療チームと家族が連携しAを中心に一つにまとまり，順調に回復していっ

た。比較的急激な発症であったこと，きっかけが明確なエピソードであったこと，元来の本人の資質・家族の健康度が高かったこともプラスに働いたと思われた。

B. ストレスによる一時的な摂食の問題との違いは何か

拒食や過食などの摂食の問題の中には，ストレスによる一時的なもので，摂食障害という病気にまで至っていない場合もある。そのような場合について述べてみよう。

1. 元気がなく食欲がない場合

何となく元気がなく食欲もない場合，心身のSOSと考えて以下のことを検討し，それぞれのストレスに対して適切な対応を行う必要がある。

1）身体の病気はないか？

身体疾患のため食欲がない場合は当然存在する。まずは内科的な疾患の鑑別を十分に行う必要がある。内科的な疾患がないことが明らかになれば，精神的な問題を考えていく。

2）どんな性格傾向か？

元来身体症状に神経質な性格だったか，ストレスがかかると身体症状や食欲不振などの症状が出やすい体質だったか，などを確認していく。

3）何らかのストレスはないか？

明らかなストレスはなかったか，本人が気にしている出来事はなかったか，本人の苦手な活動や行事が迫っていないか，などを確認していく。

4）別離・喪失体験はなかったか？

身内との死別あるいは友達との別離（転校や引っ越しなど）の体験はなかったか，ペットとの別離体験や大切なものをなくした体験はなかったかを確認していく。

5）環境の変化，ライフイベントはなかったか？

元気がなくなる直前に環境の変化やライフイベント（進学，進級，転校，転居，責任のある立場に立つなどの出来事）がなかったかを確認する。

6）慢性的に続く不適応状況，過剰適応はないか？

不登校や引きこもりが長期間にわたって続いていないか，登校はしていてもいじめなどで苦しみながら登校しているような状況はないか，逆に過剰適応の状態にないか，などに注意する。

7）抑うつ状態はないか（うつ病はないか）？

　上記のストレス状況が続くことにより，抑うつ状態に陥っていないか，DSM-IV（米国の精神科診断基準）の大うつ病性障害の診断基準にあてはまる症状をもっていないか，を確認していく。

2. 明らかな強いストレスがある場合

　次に，明らかな強いストレスがある場合には，以下の対応を行っていく。十分に時間をとり，じっくり話を聴き，悲しみ，怒り，苦しみなどの感情を素直に表出させる。苦しかった状況を理解し，周囲の皆で支えていく。また，食事や水分がとれない状態が続いている場合は，小児科で積極的に点滴などの栄養補給を行って，重症化するのを未然に防ぐ必要がある。

　多くの場合はこのような周囲が話を聞いて支えるという常識的な対応により，1週間ほどで回復に向かい，少しずつ食べることができるようになっていくことが多い。症状が遷延する場合や摂食障害の診断基準を一つでも満たすようになれば，摂食障害を考慮する必要がある。強いストレスのために二次的に摂食障害の状態に陥ったと考えて，摂食障害に準じた治療を行っていく必要がある。

第 1 章

摂食障害とはどんな病気なのか

A．拒食と過食の心理

B．神経性無食欲症の臨床的特徴

C．神経性大食症の臨床的特徴

D．その他の摂食障害

第1章　摂食障害とはどんな病気なのか

A. 拒食と過食の心理

　摂食障害とは食べることに関する病気で，大きく二つに分けることができる。一つは神経性無食欲症（いわゆる拒食症）といって，食べなくなってしまう病気であり，もう一つは神経性大食症（いわゆる過食症）といって，食べ過ぎてしまう病気である。この二つの病気についてまず簡単に説明しよう（**図1**）。

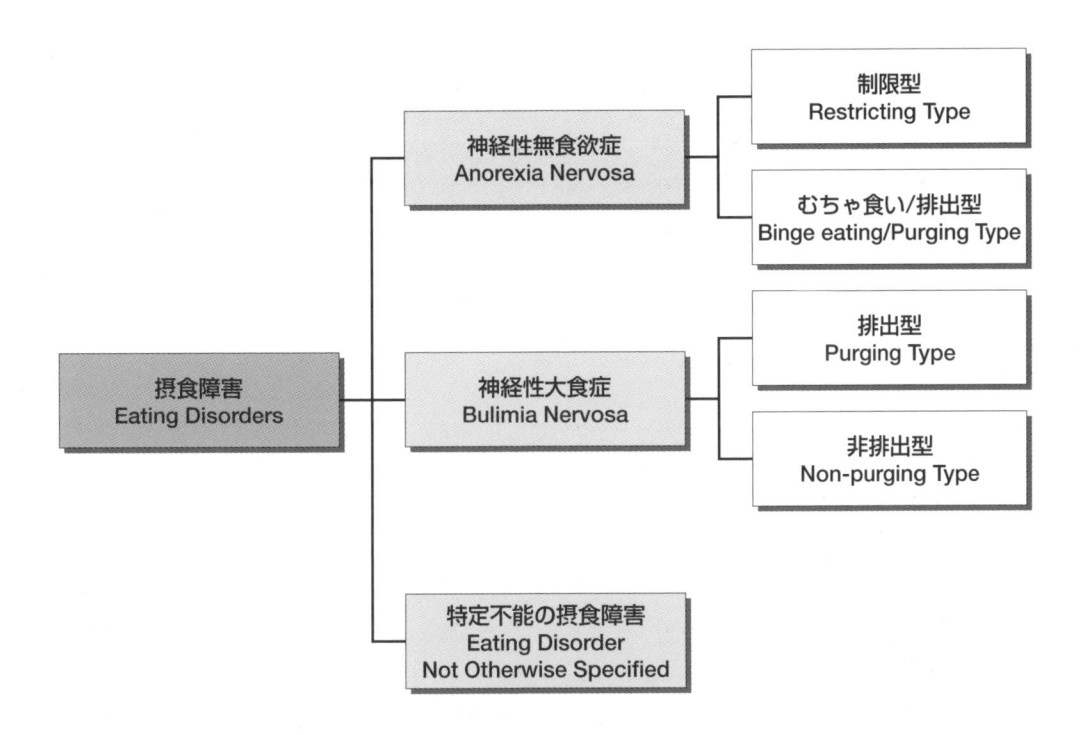

図1　摂食障害の分類：DSM-IV

American Psychiatric Association : Diagnostic and Statistical Manual of Mental Disorders, 4th edition (DSM-IV). American Psychiatric Association, Washington, DC, 1994（高橋三郎，大野　裕，染矢俊幸訳：DSM-IV精神疾患の診断・統計マニュアル，医学書院，東京，1995）

1. 神経性無食欲症（拒食症）の概要

　神経性無食欲症（拒食症）は，ダイエットから始まる（食べない）場合と，知らぬ間に食欲がなくなり体重が減ってしまう（食べられない）場合の二通りの始まり方がある。

　自分の意志でダイエットを行って，次第に体重が減少していく場合が典型的である。思春期の女の子であれば，誰でも一度は「少しやせてみようかな」と思い，ダイエットに挑戦したことがあるのではないだろうか。でも，お腹がすいてしまったり，美味しそうな食べ物やお菓子の誘惑に負けて，途中で失敗することが多い。むしろそれが健康なのである。ところが，神経性無食欲症（拒食症）の人は順調にダイエットが進み，どんどん体重が減ってしまうのである。

　知らぬ間に食欲がなくなり体重が減ってしまう場合も，好きだった物も食べたくなくなってしまう。無理に食べようとしても，のどにつまってしまうような気がして食べることができなくなっていく。体重が減るにつれて，太るのが恐くなったり（肥満恐怖），もっとやせたくなったり（やせ願望），体重の増減がとても気になったりと，典型的な症状を表すようになっていくのである。

　いずれにしろ体重が減少していくと，次第に体重が減ることが楽しみになり，毎日体重計に乗るようになる。気分も落ち着き，勉強にも集中できるような気がしてくる。しかし，今度は今の体重が少しでも増えてしまうことに強い不安感，恐怖感が出てくるのである。食べ物のことや食事のカロリーが気になりだし頭から離れなくなってしまう。少しでも体重が増えていると，取り返しのつかない失敗をしたような不安と恐怖に襲われるようになっていく。

　また，客観的にはすっかりやせてしまっているのに，本人はまだ太っていると思っていることが少なくない。家族は「やせているから食べなさい」と言うけれど，自分としては体調も悪くなく，なぜ太らなければならないかわからない。月経も止まってしまうが，あまり深刻に考えなくなってしまう。

　以上のことが当てはまるようなら，あなたは，あるいはあなたのお子さんは神経性無食欲症（拒食症）の可能性があると言える。

■典型的な神経性無食欲症（拒食症）の症例

　症例B：15歳，女性，中学3年生
　主訴：食べることができない。
　家族歴・生育歴：両親，B，妹（中学1年生）との4人暮し。両親は共働きで，妹は外向的でのんきな性格であった。Bは幼少時から手がかからず，妹の世話や家事の手伝いなど積極的に行っていた。性格は真面目，几帳面で，何でも徹底的にしなければ気がすまない傾向があった。成績・運動ともに優秀であった。
　現病歴：中学3年生になって，受験勉強も部活（バスケットボール部）も頑張っていた。4月の健康診断時には身長155cm，体重は50kgであった。Bはバスケットボール部ではもう少しでレギュラーになれるところであった。夏の中体連に向けて練習に励んでいたところ，6月上旬に

は45kgに体重が低下した。友達から羨ましがられてとてもうれしかったという。ところが，体重が減少するにつれ体力は低下していき，結局中体連ではレギュラーにはなれず，試合にも出場することができず，とても悔しい思いをした。

しかし，中体連が終わった7月頃から，体重が減少することが次第に快感になってきた。部活を引退して運動量が減ったため，朝食を抜き，昼食も半分以下にするなど意図的に食事量を減らすようになっていった。そのため8月末頃には体重は38kgまで低下し，家人にも気づかれ，やせすぎだから食べるように注意されるようになった。しかし，Bはそのような注意にまったく耳を貸さず，徹底したダイエットを行い，毎日学校から帰宅後にマラソンを行うようになった。

10月末には体重は33kgとなり，下肢には浮腫が認められるようになり，マラソンを行うことができなくなってしまった。さらに，寒さと疲労感のためかろうじて登校している状態であった。家ではじっと座っていることができず，家の中をうろうろしたり，立ちながら料理の本ばかり読むようになった。11月に入ると食事も水分もごく少量しか摂取できない状態となったため，家族に説得され，11月末に当科を受診し，即日入院となった。

2. 神経性大食症（過食症）の概要

神経性大食症（過食症）の人は，以前神経性無食欲症（拒食症）だった人が多い。本人が気づいていなくても，体重が減って月経が止まった経験をもっている場合や，長期間にわたって徐々に体重が減ってきている場合もある。神経性無食欲症（拒食症）も神経性大食症（過食症）も，心の中には同じ問題を抱えている場合が少なくない。拒食症から始まって数ヵ月～数年後に過食症に移行するというパターンが一般的である。

神経性無食欲症（拒食症）になり低体重が続くと，身体は防衛反応として，何とか体重を増やそうというメカニズムが働く。その結果，低体重が続くと，強い過食の衝動が襲ってくるようになる。その衝動に抗しきれずに，「むちゃ食い」してしまうようになっていくのである。

「むちゃ食い」の特徴は，アイスクリームやケーキなどの甘い高カロリーのものを含む大量の食べ物を一気に食べてしまうのである。食べ出すとコントロールがつかなくなり，止めようと思っても止められず，限界まで食べてしまうことが多い。

先に述べたように，拒食症の人も過食症の人も，心の中には同じ問題を抱えており，体重が増えることに強い恐怖感を抱いている。「むちゃ食い」が続くと体重が増えてしまうため，何とか体重を減らすために，自己誘発性嘔吐（口の中に指を入れて吐くこと），下剤乱用，過食とダイエットの繰り返しなどが起こってくる。

神経性大食症（過食症）の人は自分から進んで医療機関を受診する場合が多いといえる。それは過食の症状がとてもつらいからである。過食自体がつらい場合もあるし，過食することにより体重が増えてしまうことがつらい場合もある。あるいは過食後に激しい自己嫌悪に陥ることがつらいと述べる人もいる。本人は「過食を止めて欲しい」と訴えるが，本当はもっとやせたいという希望を持っていることが少なくない。自分の「やせ願望」が異常な症状であることには気づいていないことがしばしばみられる。また，「過食を止めて欲しい」と言いながら，過食自体が，

本人にとって，不安，不満，イライラを一時的に解消する意味をもっていることもある。そのためになかなか止められない場合もあるのである。

以上のような心理状態があてはまれば，あなたは，あるいはあなたのお子さんは神経性大食症（過食症）の可能性があるかもしれない。

■典型的な神経性大食症（過食症）の症例

症例C：16歳，女性，高校2年生

主訴：過食の衝動が止まらない。

家族歴・生育歴：両親，妹との4人暮らし。父親は3年前より地方都市に単身赴任中。Cの性格は外向的で勝ち気である。

現病歴：中学では体操の選手として活躍し，全国大会にも出場した。将来を嘱望されて私立高校に推薦入学した。入学直後からレギュラーに抜擢され，華々しい成績をおさめた。ところが高校1年生の秋，足首にけがをして長期間の休養を余儀なくされた。元々太りやすい体質であったため，監督から厳しいダイエットを課せられた。走って体重を落とすことができないため，本人にとっては苦しい日々であったという。

3ヵ月後，突然激しい過食の衝動に襲われた。家にあったお菓子を次から次へと口にし，炊飯器のご飯5合を一気に食べてしまい，その後トイレですべてを嘔吐した。家族の話では「表情は真剣，悲しげで泣きながら何かにとりつかれたように食べていた」という。それ以後，このような過食（むちゃ食い）と嘔吐が1日に3～4回発作的に出現するようになった。過食の発作は1時間ほど続き，人が変わったように食べてしまい，その後嘔吐することが繰り返された。家人が食物をすべて隠すと，家を飛び出して近くのスーパーで食物を大量に買ってきてしまった。さらにお金も隠すと，今度は万引きを繰り返すようになった。半年間で体重は25kg増加して70kgになってしまった。

過食と嘔吐はCに抑うつと不安をもたらした。過食をすると強い罪悪感に襲われ，急激に気分が落ち込むようになった。また，太るのではないかという不安も増大した。一方，食べたものをすべて吐いてしまうと，一時的にホッとした気持ちになれるが，その後激しい自己嫌悪に陥るようになった。次第に，挫折感，絶望感がつのり，「こんなことなら死んだほうがましだ」と家族にもらしたため，家族に連れられて精神科を受診した。

B. 神経性無食欲症の臨床的特徴

1. ANの診断

神経性無食欲症（Anorexia nervosa：AN）は，若い女性が肥満恐怖あるいはやせ願望という特徴的な心理機制に基づいて，意図的で徹底的なダイエットを行うことにより，極度の体重減少および種々の食行動異常を呈する病態である。

アメリカ精神医学会の診断基準であるDSM-IV[1]では，ANは，A. 正常体重の85％以下の体重減少，B. 肥満恐怖，C. 自分の体の重さまたは体型を感じる感じ方の障害（Body imageの障害），D. 女性の場合は無月経，の4つをすべて満たすことが必要とされる。そして，拒食のみがつづき，過食・嘔吐のない「制限型」と，過食・嘔吐を繰り返しかつ低体重を維持する「むちゃ食い/排出型」に分類される（**表1**）。

2. ANの臨床的特徴

1）一般的事項

（1）有病率

DSM-IV[1]によれば，思春期および青年期の女性のANの有病率は0.5〜1.0％であるという。診断基準を満たさないANの人はもっと多くみられる。男性の有病率は女性の10分の1である。ANの発症率は最近数十年で増加してきている。とくに，近代化された社会，すなわち食物が豊富にあり，女性にとってやせていることが魅力的とみられる社会で多くみられる。

（2）経過

ANは典型的には思春期・青年期に発症する。約85％の患者が13〜20歳の間に発症する[2]。

表1 神経性無食欲症の診断基準（DSM-IV）

神経性無食欲症（Anorexia Nervosa）

- A. 年齢と身長に対する正常体重の最低限，またはそれ以上を維持することの拒否（例：期待される体重の85％以下の体重が続くような体重減少；または成長期間中に期待される体重増加がなく，期待される体重の85％以下になる）。
- B. 体重が不足している場合でも，体重が増えること，または肥満することに対する強い恐怖。
- C. 自分の体の重さまたは体形を感じる感じ方の障害；自己評価に対する体重や体型の過剰な影響，または現在の低体重の重さの否認。
- D. 初潮後の女性の場合は，無月経，つまり，月経周期が連続して少なくとも3回欠如する（エストロゲンなどのホルモン投与後にのみ月経が起きている場合，その女性は無月経とみなされる）。

◆病型

制限型（Restricting Type）：現在の神経性無食欲症のエピソード期間中，その人は規則的にむちゃ食い，または排出行動（つまり，自己誘発性嘔吐または下剤，利尿剤，または浣腸の誤った使用）を行ったことがない。

むちゃ食い/排出型（Binge-Eating/Purging Type）：現在の神経性無食欲症のエピソード期間中，その人は規則的にむちゃ食いまたは排出行動（つまり，自己誘発性嘔吐または下剤，利尿剤，または浣腸の誤った使用）を行ったことがある。

American Psychiatric Association : Diagnostic and Statistical Manual of Mental Disorders, 4th edition (DSM-IV). American Psychiatric Association, Washington, DC, 1994（高橋三郎，大野 裕，染矢俊幸訳：DSM-IV精神疾患の診断・統計マニュアル，医学書院，東京，1995）

それ以前の発症は少ないけれども存在する。40歳以上で発症することもまれである。発症はストレスとなる出来事に関連している場合もあるが、明らかな出来事がない場合もある。あるいは、慢性的にストレス状況が続いていることもある。

ANの経過と転帰は多様である。たとえばAN制限型のまま経過したのち完全に回復する例もあるし、体重増加のあと再発を繰り返すという動揺する経過を示す例もある。あるいは長年にわたって慢性的に低体重が持続してしまう経過をたどる例もある。また、経過中にAN制限型のかなりの割合の人が過食（むちゃ食い）をするようになり（多くは5年以内）、ANむちゃ食い/排出型に変わる人もいる。あるいは過食（むちゃ食い）が続き体重が増加して、BNに診断が変更になる人もいる。

(3) 転帰と予後

長期経過を観察した報告をまとめると、約半数の人は回復する。30％の人は改善はするが症状が残り、20％の人は慢性化する。若年発症の報告はさまざまであるが、平均すると全体の転帰よりもわずかによい結果であった。致死率は全体で5.5％（0～21％の幅）であり、若年者は2.2％（0～11％の幅）であった。死因は、飢餓死、自殺、および電解質異常である[1]。

予後良好因子としては、若年発症（予後不良因子とする報告もある）、葛藤のない親子関係、発症後短期間での治療開始、短い入院期間、少ない入院回数、ヒステリー性格、社会地位や教育の高さなどがあり、予後不良因子としては、嘔吐、過食、慢性化、強迫性、発病前の発達上・臨床上の異常などがある。

2) 精神症状

(1) 低体重の維持

低体重を維持する方法として、AN患者は食物摂取量を減らそうとダイエットを試みることが多い。ANの低体重の定義は標準体重の85％以下、あるいはBMI（体重kg/身長m^2）が17.5kg/m^2以下である。AN患者は低体重を維持するために、食事から高カロリー食品を取り除いたり、非常に少ない食事しかとらなくなる。たとえば、野菜だけ、こんにゃくだけの食事になったり、水以外はほんの少しの食物をとるだけになってしまう。また、減量の他の方法としては、自己誘発嘔吐（指を口に入れて無理に吐く）、下剤・利尿剤の使用、過剰な運動などがある。

(2) 肥満恐怖とやせ願望

肥満恐怖とは、体重が少しでも増加することに恐怖を感じることであり、やせ願望は、低体重にもかかわらずさらにやせを希求することである。肥満恐怖はANの重要な診断基準の一つであるが、やせ願望は診断基準には含まれていない。しかし、AN患者は肥満恐怖とやせ願望の両方を持っていることが少なくない。やせ願望を否認する患者に対しては、理想の体重を尋ねると、その存在が明らかになることも少なくない。

AN患者は当初は、他人から「太っている」と言われたことがきっかけとなったり、軽い気持ちでダイエットを始めることが多いが、ダイエットが進み、体重が減少するにつれ、肥満恐怖やせ願望が次第に強くなっていく。

(3) 身体像の障害（Body imageの障害）

　AN患者では，低体重でやせ細っているにもかかわらず，他者が感じるほど自分ではやせているとは思っておらず，むしろまだ太っていると思っていることもある。このような自分の体重や体型についての認知の障害を身体像の障害（Body imageの障害）という。患者はさらに身体の一部，たとえば顔が丸い，お尻やお腹が出ている，ももや腕が異常に太いなどと思い込んでいることが多い。

　やせが進めば進むほど，身体像の障害もいちじるしくなっていくことが多く，なかには妄想的な確信に至る人もいる。たとえば，低体重が進行し，まさに骨と皮の状態になってしまった患者が街を歩いていたとき，周囲の人が「骸骨みたい」と囁きあっているのが，彼女には「モデルのように美しい」と言われていると感じたという。

(4) 自己評価が体重や体型に過度に影響を受ける

　上記の身体像の障害が背景となって自己評価が歪んでくる。自己評価が体重や体型に過度に影響を受け，少しでも体重が減少すると，この上ない喜びと満足感，および成功したという達成感と自信を得ることができるが，逆に体重が少しでも増加すると，たとえようのない悲しみと絶望感，あるいは失敗したという挫折感と自己嫌悪に陥る。

　自分の生活のすべてが体重に影響を受けており，体重が減った日は，仕事も学業も順調に進んでいる感じがするが，体重が増えた日は，何事もうまくいかない感じで一杯になってしまう。

(5) 病識の欠如

　AN患者の場合，病気の初期において，体重が次第に減少してくると，不快な症状は出現しないばかりか，身体が軽く感じたり，頭がスッキリするように感じたりするため，やせている状態を病気と認識していない人が多い。したがって，自ら進んで病院を受診することはほとんどない。体重減少が進行し，体力低下が顕著になったり，種々の合併症を生じてくると，病感といって，完全な病識ではないが，体調がすぐれないことを漠然と意識するようになる。

　しかし，病識が不十分な人でも，パンフレットを用いて病気について十分に説明を行うと，少しずつ病気に対する認識が増していくことが多い。とくにAN患者にとっては，病気に対する認識を持たせ，治療に対するモチベーションを高めていくことが，治療の成否を決定する重要な要因なのである。

(6) 併存する精神症状

　摂食障害が続くと，二次的に抑うつ，不安，強迫などの精神症状が出現することが少なくない。それを併存症 comorbidity とよぶが，これについては後の合併症の項で詳しく述べる。

3) 行動異常

(1) 不食・摂食制限

　AN患者は，拒食，摂食制限，食欲不振，隠れ食い，盗み食い，過食，嘔吐などの摂食行動異常を示す。不食・摂食制限としては，高カロリーの食物を避けるようになり，野菜やこんにゃくなどの低カロリーのものを好んで食べるようになる。

また，食事場面における行動においても，食事の時間になるとぐずぐずして席に着こうとしないとか，イライラしだしたり，食事の量が多いと言って怒り出したり，長時間をかけて食べるようになったりする。
　以上の問題は，「食べない」という頑固な部分と「食べたい」という欲求により葛藤が生じてさまざまな摂食行動異常が出現していると考えると理解しやすいだろう。
　AN患者の多くは，不食・摂食制限などにより摂食量の低下が持続すると，当初は次第に空腹感を感じなくなってくる。そして，ほんの少しの食物を食べただけでのどにつかえる感じ，腹部不快感，膨満感，吐き気などの消化器症状を訴えるようになり，摂食量がどんどん減少していく。ANの制限型の患者は，不食・摂食制限が持続することになる。

(2) 過食

　ところが，AN患者の不食・摂食制限の経過中に，突然過食の衝動が出現して，一度食べ出したら止まらなくなってしまうことがある。過食は，当初は好きな物をおいしく食べているが，次第にただ詰め込むだけになり，むちゃ食いに至る場合もある。ただしAN患者の場合，本人は過食と言っていても，実際の量は正常の人の食事量とあまり変わらないことも少なくない。
　また，食物を口に入れてから，呑み込まないで，噛んで吐き出す（chewing and spitting out food）行動をするAN患者がいる。これは過食の代理行動と考えられる[3]。

(3) 排出行動

　AN患者は本来「やせたい」「太るのが恐い」と思っているので，上記のような過食が生じると，体重増加を防いだり，体重を減少させるために，自己誘発性嘔吐や下剤乱用などの排出行動を行うようになる。詳しくは，神経性大食症BNの項で述べる。
　AN患者では頑固な便秘のために下剤を使用している場合もあるが，食べた物を早く体内から排出したいと考えて下剤を大量に使用していることが多い。その他に，利尿剤を乱用したり，インターネットで手に入れたやせ薬を乱用する患者もいる。あるいは，風呂やサウナに毎日長時間入って，発汗を促進させて体重増加を防ごうとする患者もいる。

(4) 活動性の亢進

　ANの患者は体重が減少するにつれ活動性が亢進していくことが多い。30kg以下の低体重になっても，じっとしていることができず，たえず動き回ったり，長時間散歩を行う者もいる。周囲からみると，過度の運動により体重を減らそうとしているようにみえる。実際に，意図的に運動を行っている場合もあるし，運動しなければならないと強迫的に駆り立てられている場合もあるが，まったく無意識のうちに行っている場合もある。

(5) 問題行動

　ANの「むちゃ食い/排出型」の患者は，自傷行為や自殺企図，アルコールや薬物の乱用などの自己破壊的行動や，万引きなどの社会的逸脱行動を認めることが少なくない。自傷行為や自殺行動の背景には抑うつ状態が存在している場合もある。
　アルコールや薬物の乱用は過食の心理と共通する部分もあるが，アルコールや薬物の依存症の診断基準を満たす場合は，専門の治療を行う必要がある。

万引きについては，約3分の1の患者にみられるといわれる。過食のために万引きする場合から，食物とは関係のないものを万引きするような過食の代償行動と思われる場合も存在する。

このような自傷行為や自殺企図，アルコールや薬物乱用，万引きなどの衝動行為を頻回に繰り返す場合は，背景に境界性パーソナリティ障害が合併している場合が少なくない。

(6) 病型

AN のエピソード中に習慣的なむちゃ食いまたは排出行動が存在するか否かによって，「制限型」と「むちゃ食い/排出型」に分けられる。「制限型」は徹底的にダイエットのみを行う場合である。すなわち，節食・絶食や過剰な運動によって体重減少を達成する。「むちゃ食い/排出型」は，ダイエットをしながらむちゃ食いおよび排出行動も行っている場合である。むちゃ食いはしないが少量の食物をとった後で習慣的に排出行動をする人もいる。いずれにしろ，摂ったカロリー以上に排出するカロリーが多いので，体重減少が維持されてしまう。

4) 合併症状と comorbidity

(1) やせや低栄養による身体的合併症

やせや低栄養による身体的合併症の症状や徴候，おもな検査データを表 2[3]に示した。

①尿の異常，②皮膚系の異常，③血液の異常，④電解質の異常，⑤消化器の異常，⑥肝臓の異常，⑦腎臓の異常，⑧脂質代謝の異常，⑨循環器系の異常，⑩骨・筋肉系の異常，⑪内分泌系の異常，⑫中枢神経系の異常がみられる。

(2) 精神的合併症 comorbidity

AN が続くと，二次的にうつ病，不安障害，パーソナリティ障害などの精神障害が出現することが少なくない。

a) うつ病（大うつ病性障害）

AN 患者においては低栄養や低体重が続くことにより，次第に気分も気力も低下してくる。AN 患者の29～68％に大うつ病性障害が合併することが報告されている[3]。ただし，AN 患者においては，低栄養や低体重のための体力低下なのか，抑うつ症状による気力低下，疲労感なのかがわかりにくいことが多い。体重が増加した後でも抑うつ症状が続くかどうかが，鑑別のポイントである[5]。

AN 患者の家族研究においても，健常対照群との比較研究で，AN 患者の近親者に大うつ病性障害が有意に多いことが報告されている。

b) 不安障害

AN 患者は不安障害（パニック障害，全般性不安障害，社会不安障害，強迫性障害など）が合併することも少なくない。とくにこれまで，AN 制限型の患者は，強迫的な性格傾向をしばしば呈し，やせの追求ややせた体型への固執，厳密なカロリー計算や過剰な活動性の亢進などを示すことから，強迫性障害との密接な関係が指摘されていた。AN における強迫性障害の comorbidity は3～33％と報告されている[3]。

近年の構造化面接を用いた comorbidity 研究においては，AN 患者の46％に何らかの不安障害

表2 やせや低栄養状態による身体合併症の症状，徴候，検査データ

器官	症状と徴候	検査データ	検査名
1. 尿	急激なやせ	ケトン体	尿検査
2. 皮膚系	うぶ毛の密生 脱毛，皺の増加		視診
3. 血液	疲労 低体重	貧血 血清鉄，葉酸，ビタミンB_{12}が低下 白血球減少，汎血球減少症	血液検査
4. 電解質	動悸 不整脈 けいれん	心電図異常 低K血症 低Na血症	電解質検査
5. 消化器	味覚異常 食後の不快感， 腹部膨満感，便秘 腹痛，嘔吐	血漿亜鉛の減少 胃内容排泄時間の延長 イレウス 上腸間膜動脈症候群	血液検査 消化管検査
6. 肝臓	疲労	トランスアミナーゼの軽度上昇	肝機能検査
7. 腎臓	足の腫脹，浮腫	BUNの上昇，腎濃縮能の低下	腎機能検査
8. 脂質代謝	無症状	コレステロール値の上昇	脂質検査
9. 循環器系	徐脈，不整脈，動悸，失神	ST-T変化，T波異常，QT時間の延長， 左室径・右室径・大動脈径の延長	心電図検査 心エコー
10. 骨・筋肉系	骨折，筋力低下	骨粗鬆症 筋萎縮	CT, DEXA
11. 内分泌系	無月経，性欲低下， 皮膚乾燥，浮腫 睡眠障害	視床下部－下垂体－性腺系の低下 副腎系の低下，甲状腺系の低下	内分泌検査
12. 中枢神経系	睡眠障害 認知，集中力の低下 けいれん	脳波異常 脳萎縮像	脳波検査 CT, MRI検査

切池信夫：摂食障害―食べない，食べられない，食べたら止まらない―．医学書院，東京，2000

が合併したと報告されている[3]。

c) パーソナリティ障害

　報告によってさまざまであるが，AN患者の33〜80％に何らかのパーソナリティ障害が存在するといわれている。AN制限型の人は，強迫性パーソナリティ障害，回避性パーソナリティ障害，依存性パーソナリティ障害が多く，ANむちゃ食い/排出型の人は，境界性パーソナリティ障害，演技性パーソナリティ障害が多くみられるという[3]。

C. 神経性大食症の臨床的特徴

1. BNの診断

　神経性大食症（Bulimia nervosa：BN）は，自己制御不能の強い過食衝動が出現し，発作的に

大量の食物を摂取するむちゃ食いのエピソードを繰り返す状態で，それによる体重増加を防ぐための不適切な代償行為が重畳するのが特徴である。

DSM-IV[1]によれば，BNは，A. むちゃ食いのエピソードの繰り返し，B. 体重増加を防ぐための不適切な代償行為，C. むちゃ食いは3ヵ月以上，週2回起こっている，D. 自己評価に対する体型と体重の過剰な影響，E. 障害は神経性無食欲症の期間中にのみ起こるものではない，の5つをすべて満たすことが必要である。体重は正常体重の85％以上を維持している。そして，嘔吐などの排出行動がみられる「排出型」と嘔吐がない「非排出型」に分類される（**表3**）。

ANの「むちゃ食い/排出型」とBNの「排出型」とはどこが違うかというと，体重である。両者の精神病理はよく似ているが，体重が正常体重の85％以下の場合はANの「むちゃ食い/排出型」と診断され，それ以上の体重がある場合はBNの「排出型」と診断される。1人の患者が体重の変動によって，診断が変更になることもよくみられる現象である。むしろ，当初はほとんどの患者がANの「制限型」から発症するが，多くは経過とともに他の診断に変遷していくことが多い。それについては後に詳述する。

表3 神経性大食症の診断基準（DSM-IV）

神経性大食症（Bulimia Nervosa）

A. むちゃ食いのエピソードの繰り返し。むちゃ食いのエピソードは以下の2つによって特徴づけられる。
  (1) 他とはっきり区別される時間の間に（例：1日の何時でも2時間以内の間），ほとんどの人が同じような時間に同じような環境で食べる量よりも明らかに多い食物を食べること。
  (2) そのエピソードの間は，食べることを制御できないという感覚（例：食べるのを止めることができない，または何を，またはどれほど多く食べているかを制御できないという感じ）。
B. 体重の増加を防ぐために不適切な代償行為を繰り返す。たとえば自己誘発性嘔吐；下剤，利尿剤，浣腸，またはその他の薬剤の謝った使用；絶食；または過剰な運動。
C. むちゃ食いおよび不適切な代償行動はともに，平均して，少なくとも3ヵ月間にわたって週2回起こっている。
D. 自己評価は，体型および体重の影響を過剰に受けている。
E. 障害は，神経性無食欲症のエピソード期間中にのみ起こるものではない。

◆病型
　排出型（Purging Type）：現在の神経性大食症のエピソードの期間中，患者は定期的に自己誘発性嘔吐をする，または下剤，利尿剤または浣腸の誤った使用をする。
　非排出型（Nonpurging Type）：現在の神経性大食症のエピソードの期間中，患者は絶食または過剰な運動などの他の不適切な代償行為を行ったことがあるが，定期的に自己誘発性嘔吐，または下剤，利尿剤または浣腸の誤った使用はしたことがない。

American Psychiatric Association : Diagnostic and Statistical Manual of Mental Disorders, 4th edition (DSM-IV). American Psychiatric Association, Washington, DC, 1994（高橋三郎，大野　裕，染矢俊幸訳：DSM-IV精神疾患の診断・統計マニュアル．医学書院，東京，1995）

2. BNの臨床的特徴

1）一般的事項
（1）有病率
　DSM-IV[1]によれば，女性におけるBNの生涯有病率は1〜3％である。診断基準を満たさない過食症の人たちはかなり多くみられる。男性の有病率は女性の10分の1である。BNの発症率は近年急激に増加している。アメリカ，カナダ，ヨーロッパ諸国，オーストラリア，日本，ニュージーランド，南アフリカなどのいわゆる先進国においてほぼ同様の頻度で起こる。

（2）経過
　BNはANよりも遅く，青年期後期あるいは成人期初期に始まる。むちゃ食いはしばしばダイエット中に，あるいはダイエットによる体重減少のあとに始まる。すなわち，当初はANとして発症し，数ヵ月〜数年後にBNを発症することが多い。はじめから過食・むちゃ食いで始まる場合もある。経過は慢性にむちゃ食いが持続する場合や，間欠性に寛解とむちゃ食いの再発が交互にみられる場合などがある。

（3）転帰と予後
　長期経過を観察した報告をまとめると，約半数が完全に回復し，4分の1が改善するが症状は続き，残りの4分の1が慢性化する[4]。致死率はおおむね0.7％（0〜6％の範囲）であり，ANより明らかに低い。予後予測因子として，若年発症は予後良好と不良の両方の報告がある。予後不良因子としては，パーソナリティ障害，自殺企図の既往，アルコール乱用，自尊心の低さなどがあげられている[1]。

2）臨床的特徴
（1）むちゃ食い
　BNの中核症状はむちゃ食い（binge eating）である。むちゃ食いとは単なる過食ではなく，大量の食物を一定の時間内に詰め込むようにして食べてしまうことをいう。「binge」とはどんちゃん騒ぎ，大騒ぎ，パーティ，耽溺などを意味する[3]。DSM-IVによると，むちゃ食いは，①他とはっきり区別される時間帯に（例：1日の何時でも2時間以内），ほとんどの人が同じような時間に同じような環境で食べる量よりも明らかに多い食物を食べること，②そのエピソードの期間では，食べることを制御できないという感覚（例：食べることをやめることができない，または，何をどれほど多く食べているかを制御できないという感じ），と定義されている。

　わが国ではむちゃ食い（binge eating）を「過食」「気晴らし食い」「多食」「大食」などとさまざまな呼び方をする。軽度の過食は一般青年期の女性であれば多くみられるが，BNの診断基準を満たすのは，そのうちごく一部である。

　むちゃ食いは，①食事を食べ出したら止まらなくなってむちゃ食いに移行してしまう場合，②学校や会社から帰宅後，就寝までの間に行われる場合，③レストランでむちゃ食いが始まり，帰

宅後それを続ける場合，④むちゃ食いをするためにコンビニやスーパーで大量の食物を買ってきて行う場合，などさまざまである。通常は2時間以内と定義されており，終日，少量の間食を続けるというのはむちゃ食いとはみなされない。むちゃ食いの間に摂取される食物の種類は多様であるが，アイスクリームやケーキなどの甘い高カロリーのものを含む大量の食物を一気に食べてしまう。むちゃ食いの特徴は，炭水化物のような特定の栄養物を渇望することよりは，摂取される食物の量の多さにある。

BNの人たちは一般に自分の過食の問題を恥ずかしい，隠したいと思っている。そのため，むちゃ食いは通常秘密裡に，人目につかない自室や誰もいない台所で行われる。そして，食べ過ぎて気持ちが悪くなったり，苦痛になったりするほど満腹になるまで続けられる。むちゃ食いは制御できないという感覚を伴うことが多く，時にはその間のことをよく覚えていない解離状態を呈する場合もある。むちゃ食いは，典型的には，不快気分の状態，対人関係のストレス因子，食事制限後の強い空腹感，体重や体型に関連した嫌な感情などがきっかけになって起こる。その結果，むちゃ食いは一時的には不快気分を和らげるが，そのあとで自己嫌悪の感情や抑うつ気分が襲ってくることが多い。

(2) 不適切な代償行動

BNのもう一つの本質的な特徴は，体重増加を防ぐために不適切な代償行動を繰り返すということである。不適切の代償行動とは，①自己誘発性嘔吐，②下剤・利尿剤などの乱用，③1日以上の絶食や過度の運動などである。

自己誘発性嘔吐とは，むちゃ食いエピソードの後に，体重増加をおそれて，のどの奥に指や歯ブラシ・箸を入れて無理やり嘔吐するものである。長期にわたって指を口に入れて嘔吐していると，人差し指や中指の付け根にいわゆる「吐きダコ」ができる場合もある。当初はこのような方法でしか嘔吐できなかった患者の中には，慣れてくると腹圧をかけるだけで嘔吐できるようになる者もいる。また，吐きやすくするために大量の水やお茶を飲んだ後，嘔吐する場合も多い。場合によっては，嘔吐それ自体が目的となり，吐くためにむちゃ食いをしたり，少量食べた後にも嘔吐したりするようになることもある。

BN患者の3分の1は，むちゃ食いの後に下剤を乱用している。食べた物を早く体内から排出したいと考えて下剤を大量に使用し，乱用に至る場合が多い。市販の下剤を毎日数十錠から100錠以上のんでいることもまれではない。また，毎日浣腸を使用している者もいる。下剤を大量に服用すると，急激な下痢が生じるので，体重が減少したと感じて安心するのである。

BNの人たちは，むちゃ食いを代償しようとして1日以上の絶食をしたり，過度の運動をしたりする。運動が過度とみなされるのは，重要な活動（学校や仕事）を休んでまで行ったり，不適切な状況で行ったり（夜間寝ないで行ったり，炎天下で行ったり），怪我や他の医学的疾患があるにもかかわらず続けられたりする場合である。糖尿病とBNを合併している人では，食物の代謝を減らすためにインスリンをやめて減量したりすることがある。

(3) 自己評価が体重や体型に過度に影響を受ける

これはANの心性とよく似ている。BNの人たちも，自己評価をするときに体重や体型を過度

に重視し，BNの人たちにとって自尊心を決定するうえできわめて重要なものとなっている。また，ANの人たちと同様に，体重増加への恐怖，体重減少への願望，自分の体型や体重への不満が過度に存在する。

(4) 病型

むちゃ食いを代償するための手段として排出という方法を習慣的に行っているか否かによって，「排出型」と「非排出型」に分けられる。「排出型」は，むちゃ食いをしながら定期的に自己誘発性嘔吐や下剤・利尿剤などの乱用などを行っている場合である。「非排出型」はむちゃ食いをしても，自己誘発性嘔吐をせず（できないという人もいる），下剤や利尿剤などの乱用も行っていない場合である。絶食や過剰な運動はする場合があるが，過度の体重の減少はみられない。

3）合併症状と comorbidity

(1) むちゃ食いや排出行動による身体的合併症

むちゃ食いや排出行動による身体的合併症の症状やおもな検査データを**表4**[3)]に示した。

①歯の異常，②皮膚系の異常，③電解質の異常，④膵臓の異常，⑤消化器の異常，⑥肝臓の異常，⑦呼吸器の異常，⑧循環器系の異常，⑨中枢神経系の異常がみられる。

(2) 精神的合併症 comorbidity

BNの患者にもANと同様に，二次的にうつ病，不安障害，パーソナリティ障害などの精神障害が合併することが少なくない。

a）うつ病（大うつ病性障害）

BN患者においては，BNの発症と同時に，あるいはBN発症したあとに二次的にうつ病（大

表4　過食や嘔吐，下剤乱用による身体合併症の症状，徴候，検査データ

器官	症状と徴候	検査データ	検査名
1. 歯	歯痛	う歯	X線
2. 皮膚系	吐きダコ 皮膚線条		視診
3. 電解質	動悸 不整脈 けいれん	低K血症 低Cl血症 低Na血症	電解質検査
4. 膵臓	腹痛	血清アミラーゼの高値	膵臓検査
5. 消化器	頸部の腫脹 腹痛 血性下痢	唾液腺腫脹 腹部圧痛 便潜血反応陽性	生検で良性 消化器検査
6. 肝臓	疲労	トランスアミナーゼの上昇	肝機能検査
7. 呼吸器	息切れ	気胸，気縦隔，皮下気腫	胸部X線 呼吸器検査
8. 循環器系	動悸 不整脈	QT時間の延長 低K血症	心電図検査 電解質検査
9. 中枢神経系	失神 意識障害 けいれん	低Na血症 脳波異常	電解質検査 CT検査 脳波検査

切池信夫：摂食障害—食べない，食べられない，食べたら止まらない—．医学書院，東京，2000

うつ病性障害）が発症する。うつ病がBNの発症に先行している場合もある。BN患者の43～78％に大うつ病性障害が合併することが報告されている[3]。AN患者への合併よりも高率に合併するといわれている。双極性障害が合併することもある。

BN患者の家族研究においても，健常対照群との比較研究で，BN患者の近親者に大うつ病性障害が有意に多いことが報告されている[3]。

BN患者においては，選択的セロトニン再取り込み阻害薬（SSRI）が，抑うつ症状の改善のみならず，抑うつ症状の有無にかかわらず過食と嘔吐の減少と炭水化物への渇望を減少させるなどの摂食行動異常を改善することが認められている。

b）不安障害

BN患者においても，不安障害（パニック障害，全般性不安障害，社会不安障害，強迫性障害など）が合併することが少なくない。近年の構造化面接を用いたcomorbidity研究においては，BN患者の36～64％に何らかの不安障害が合併したと報告されている[3]。

c）パーソナリティ障害

BN患者の21～77％に何らかのパーソナリティ障害が存在するといわれている。BN患者においては，境界性，演技性，強迫性，回避性，依存性パーソナリティ障害が多くみられるという[3]。

D. その他の摂食障害

ANおよびBNの診断基準は満たさないが，摂食の障害をもっている者を特定不能の摂食障害と呼ぶ。DSM-IV[1]では，特定不能の摂食障害として6つの例をあげている（**表5**）。

表5 特定不能の摂食障害（DSM-IV）

特定不能の摂食障害（Eating Disorder Not Otherwise Specified）
特定不能の摂食障害のカテゴリーは，どの特定の摂食障害の基準も満たさない摂食の障害のためのものである。例をあげると，
1. 女性の場合，定期的に月経があること以外は，神経性無食欲症の基準をすべて満たしている。
2. いちじるしい体重減少にもかかわらず現在の体重が正常範囲内にあること以外は，神経性無食欲症の基準をすべて満たしている。
3. むちゃ食いと不適切な代償行為の頻度が週2回未満である，またはその持続期間が3ヵ月未満であるということ以外は，神経性大食症の基準をすべて満たしている。
4. 正常体重の患者が，少量の食事をとった後に不適切な代償行動を定期的に用いる（例：クッキー2枚食べた後の自己誘発性嘔吐）。
5. 大量の食事を噛んで吐き出すということを繰り返すが，呑み込むことはしない。
6. むちゃ食い障害（Binge Eating Disorder）：むちゃ食いのエピソードが繰り返すが，神経性大食症に特徴的な不適切な代償行動の定期的な使用はない。

American Psychiatric Association : Diagnostic and Statistical Manual of Mental Disorders, 4th edition (DSM-IV). American Psychiatric Association, Washington, DC, 1994（高橋三郎，大野 裕，染矢俊幸訳：DSM-IV精神疾患の診断・統計マニュアル．医学書院，東京，1995）

■ 文献

1) American Psychiatric Association: Diagnostic and Statistical Manual of Mental Disorders, 4th edition (DSM-IV). American Psychiatric Association, Washington, DC, 1994（高橋三郎，大野　裕，染矢俊幸訳：DSM-IV精神疾患の診断・統計マニュアル．医学書院，東京，1995）

2) Kaplan I, Sadock BJ, Greb JA: Synopsis of Psychiatry. Williams & Willkins, Bartimore, 1996（井上令一，四宮滋子訳：臨床精神医学テキスト，医学書院，東京，1996）

3) 切池信夫：摂食障害―食べない，食べられない，食べたら止まらない―．医学書院，東京，2000

4) 切池信夫編：新しい診断と治療のABC：摂食障害．最新医学社，大阪，2007

5) Treasure J: Anorexia Nervosa: A survival guide for families, friends, and sufferers.（傳田健三，北川信樹訳：拒食症サバイバルガイド―家族，援助者，そしてあなた自身のために―．金剛出版，東京，2000）

第 2 章

摂食障害はどうして起こるのか

A. 摂食障害の発症機制

B. 子どもの摂食障害はどのように発展していくか

C. 摂食障害は時代とともにどのように変化してきたか

第2章 摂食障害はどうして起こるのか

A. 摂食障害の発症機制

摂食障害は，現在のところ，生物学的要因，心理的要因，社会文化的要因が複雑に関連し合って発症する多因子疾患と考えられている。また，それらの要因からなる発症準備因子 predisposing factors の他に，ダイエットや食欲不振に直接関連する発症誘発因子 precipitating factors，および病態を遷延させる持続因子 maintenance factors が関与している。それぞれの要因が悪循環を形成し，摂食障害を持続させ，重症化に導いている。その関係を**図1**に示した。

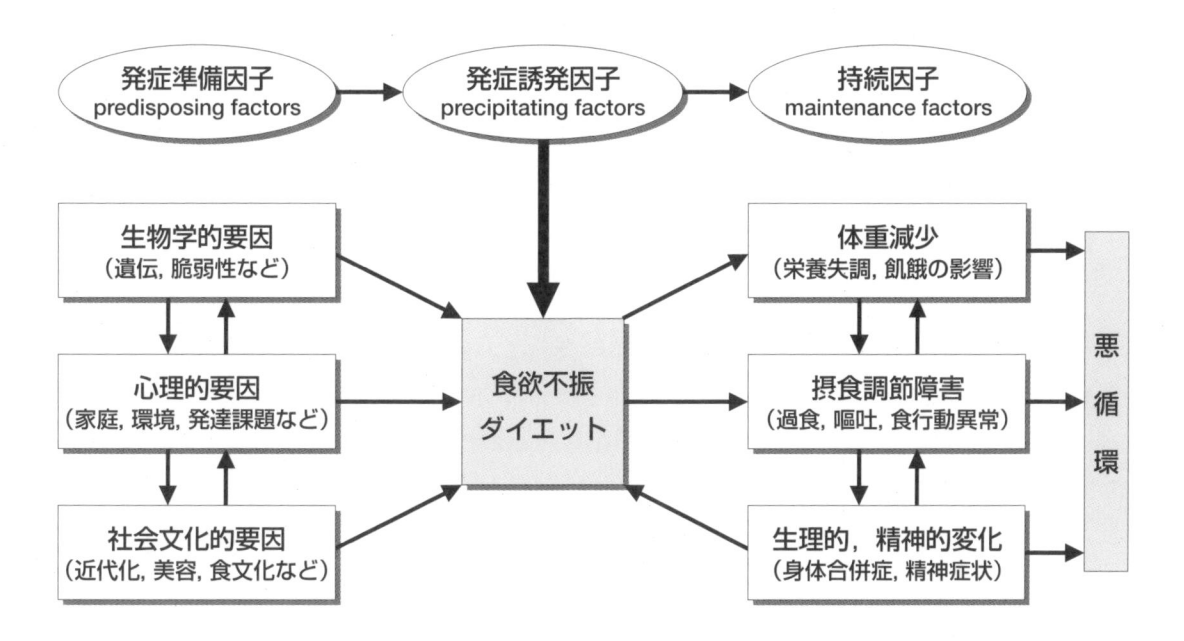

図1 摂食障害の発症要因と発症機制

1. 発症準備因子（predisposing factors）

1）生物学的要因

　摂食障害の生物学的要因として，第一に遺伝的要因があげられる。摂食障害は二卵性双生児と比べて一卵性双生児の方が一致率（一方が摂食障害の場合にもう一方も摂食障害を発症する率）が高いことや，家族内発症例が多いことが報告されており，遺伝的要因が関与していることが考えられている。また，摂食障害の遺伝子研究としては，セロトニン関連遺伝子，BDNF（脳由来神経栄養因子）遺伝子などが解析されている[5]。

　第二に，視床下部－下垂体系の神経内分泌異常があげられる。これらは，何らかの心理的ストレスにより二次的に視床下部－下垂体系の機能異常をきたすと考えられている。また，ANの無月経や甲状腺機能低下症などの異常は，低栄養による体重減少・低体重による二次的なものと考えられ，通常は体重の回復によって正常化することが多い[5]。

　第三に，脳内セロトニン機能の異常があげられる。神経伝達物質であるセロトニンは，摂食量，食後の満腹感，体重，蛋白質や炭水化物の摂取量を調節する働きをもち，摂食行動において重要な役割を果たしている。近年，選択的セロトニン再取り込み阻害薬（SSRI）がBN患者の過食や嘔吐に有効であることが明らかとなり，中枢セロトニン系の機能異常が摂食障害の発症ならびに慢性化に大きく関与していると考えられている[5]。

　第四に，最近発見された摂食ホルモンであるグレリンとの関連である。グレリンは胃から産生され，成長ホルモンの分泌を刺激し摂食と体重増加を促進する内因性ペプチドである。近年，グレリン関連遺伝子とBNとの関連が報告されている[2]。

　ANの動物モデルとしての「雌豚やせ症」[9]について**コラム1**に記載した。

コラム1

神経性無食欲症の動物モデル－雌豚やせ症について－

　英国において拒食症の動物モデルがみつかった。ある家畜用腫の若い雌豚は「雌豚やせ症」と呼ばれる病気にかかることがあるのだ。この血統の雌豚は回復不能なほどにやせて衰弱する。これは脂身のない食肉を作るために交配されたある種の血統の雌豚だけに発症する病気である。その行動は人間の拒食症ときわめてよく似ている。まず雌豚は，低カロリーの食餌（わら）だけを好んで食べるようになり，次第に過活動となり生殖能力を失っていく。最終的に，極度にやせて衰弱し，死亡するという。驚くことに，この雌豚やせ症の発症にはストレスが密接に関連しており，子豚を親から引き離すのが早すぎたり，新しい群れに適応させようとするときに引き起こされるのだという。人間の発症状況とも極似している。人間の摂食障害に遺伝的な要因が関与している一つの証左ということも可能である。

2）心理的要因

摂食障害の発症にはさまざまな心理的要因が関与していると考えられている。まず，本人の心理的要因としては，「強迫的」「完全主義」「手のかからない良い子」「依存的」「自己主張に乏しい」「低い自己評価」などの性格が指摘されている。また，問題解決能力の低さや対人交流技術の乏しさなどの対処能力の問題もとりあげられている。さらに近年では，幼少時の養育者からの虐待や心的外傷体験などの問題も指摘されるようになった。

近年のDSM-IV[1]ではパーソナリティ障害を診断の第II軸に記載するようになった。その結果，摂食障害では高率にパーソナリティ障害を合併することが明らかになった。AN制限型では強迫性，回避性，依存性パーソナリティ障害が，ANむちゃ食い/排出型では境界性，演技性パーソナリティ障害が，BNでは境界性，演技性，強迫性，回避性，依存性パーソナリティ障害が多いことが報告されている。

また，家族関係の問題も従来より指摘されてきた。よくみられる家族関係としては，①母親支配・父親不在，②家族関係の希薄さ，③家族の役割や機能不全，④母子の心理的共生関係などがあげられる。また，家族療法家のミニューチン[7]はANの家族の特徴として，絡み合い，過保護，硬直性，葛藤回避，葛藤に子どもを巻き込むなどをあげ，これらの家族間の偏った交流パターンにより摂食障害が発症すると考えた。代表的な家族関係の理論として，「ブルックの理論」[3]を**コラム2**に示した。

コラム2

ブルックの理論

飢餓その他の身体的欲求は個体の中に完成されたものとして内在しているものではなく，養育者（母親）との相互交流的な過程の中で身体的欲求の認知が発達してくる。したがって，養育者が子どもの身体的欲求を無視して，空腹などに関して自分の身体的欲求を子どもの上に強引に重ねてゆくようなことを反復すれば，子どもは自己の飢餓感を正確に同定することも，それを他の身体的欲求や感情状態から区別することも困難になる。

神経性無食欲症の母親は過保護，過干渉，支配的，統制的であり，子どもの欲求，感情を無視して，親の理想とする欲求や感情を押しつけている。患者は，発症前は「ロボットのような従順さ」を示し，このような親の意向にひたすら合わせて「完璧な子ども時代」を生きる。しかし実際は，自分の欲求と感情とに沿って行動することができない。それどころか，自分の本来の欲求と感情とを自覚することすら不可能となる。そこから深い無力感が生まれる。思春期に入って，より自立的なふるまいが要請されるようになると，彼女らの人格の欠損が露呈され発症に至る。症状は彼女らにとって初めての自己主張，自己表現，自立のあかしととらえることも可能である。

3）社会文化的要因

　摂食障害は現代社会で急激に増加しており，社会文化的要因の関与が考えられている。まず，「肥満蔑視とやせの礼賛の風潮」があげられる。ガーナーは，1959～1978年の20年間にミスアメリカコンテストに出場した女性の身長と体重の年次推移を検討した。その結果，出場者の体重が，標準体重比にすると1970年頃から年々低下し，入賞者ではこの傾向がさらに顕著であることを見出した。そして女性の美の象徴，理想的な体型としてやせてスリムな体型が望まれていることを明らかにした[5]。

　次に「女性の社会的自立」の問題があげられる。封建的・権威的な家父長制度が衰退した結果，女性の社会参加が進み，高学歴化，職業選択肢の増加，結婚年齢の高齢化，ライフスタイルの多様化など，女性が主体的に人生を選択できる可能性が増大した。しかし，現実的には伝統的な性役割分担は依然として残っているため，その中で自己実現をめざすのはきわめてストレスフルな状況ともいえる。

　また一方では，核家族化，少子化，共働き，離婚が増加し，家族形態が大きく変化したことも事実である。その変化の善し悪しは別として，結果的に両親の父性性，母性性が弱くなり，家族の保護機能が低下することにつながっているという指摘もある。

　最後に「飽食の時代」という側面が考えられる。そもそも食べることにも窮するような社会では摂食障害の発症は考えにくい。食べないことは死を意味し，過食はしようにもできないからである。近代化が達成された社会では，食物は豊富でいつでも何でも手に入れることができる。食事は生きるためにするという意味から，楽しみや嗜好という意味合いに変わってきているのかもしれない。それだけ，心理的なストレスが食行動という形であらわれやすいといえるのではないだろうか。

2. 発症誘発因子（precipitating factors）

　発症誘発因子としてはさまざまなストレスがあげられるが，特別な出来事というわけではなく，非特異的なものである。たとえば，別離体験（卒業，親との別居，転居など），喪失体験（親や友人との死別，ペットとの死別など），家族関係の変化（単身赴任，同居者の増減，弟妹の誕生など），環境の変化（進学，転校，就職など），新しい環境のストレス（責任ある立場，友人関係など），自尊心を失うようなストレス（虐待，挫折体験など），自立の葛藤（親との葛藤，自己同一性の葛藤など），などさまざまである。

　個人の価値観や自尊心がおびやかされたり，自身のコントロールの感覚がゆらいだりした結果，身体とくに体重への執着が増し，体重を減らす方法に走り出すことが多い。

3. 持続因子（maintenance factors）

　ダイエットの試みや食欲不振のために体重減少や低栄養状態が持続すると，飢餓の影響や摂食調節系の障害が生じ，過食，嘔吐，食行動異常が起きてくる。また，それに身体合併症やうつや不安などの精神症状が加わり，やせればやせるほど体重が増えることが恐くなり，より一層ダイ

エットに励むようになるという悪循環が起きてくるのである。

B. 子どもの摂食障害はどのように発展していくか（図2）

　子どもの摂食障害の発症の前には，何らかのストレス，不全感，苦悩，家庭・学校の問題などが存在している場合が多い。きっかけとなる明らかなエピソードが存在する場合もあれば，存在しない場合もある。先に述べたように，子どもの摂食障害の場合は，知らぬ間に食欲がなくなり体重が減ってしまう（食べられない）場合と，ダイエットから始まる（食べない）場合の二通りの始まり方がある。

　どちらの場合も，体重が減ると，「楽になった」「うれしかった」「達成感を感じた」というプラスの感覚が生じることが多い。それが体重減少の強化子（さらに強める要因）になってしまう。まるで，やせたことによってこれまで抱えていたストレスや悩みが解決したかのように感じてしまう子どももいるかもしれない。そのため，子どもには「さらにやせたい」という考えが自然に浮かんできてしまう。そのようにして徹底したやせの追求が始まっていくのである。

　そして，ある一定以上に体重が減少すると，すなわち診断基準を満たすような標準体重の－15％以上のやせに陥ると，きっかけや発症の仕方がどうであれ，典型的な病像を呈するようになっていく。すなわち，肥満恐怖，やせ願望，身体像の障害（Body imageの障害），自己評価が体重や体型に過度に影響を受けること，病識の欠如，などがほとんどの症例で出現してくるのである。

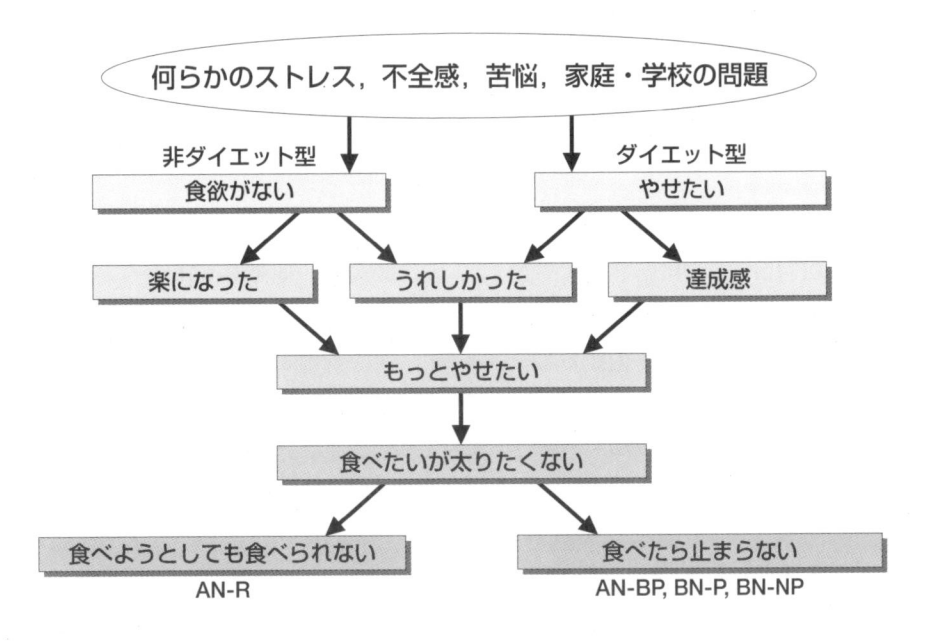

図2　摂食障害はどのように進んでいくか

また，低体重が続くと，身体はこのままでは死んでしまうのではないかと感じ，身体の防衛反応として，過食の衝動を起こさせたり，食べ物のことばかりを考えさせたりするようになる。そのため，子ども本人の心の中には，「食べたいけれど太りたくない」という葛藤が生じてくるのである。表面的には普通の顔をしていたり，平然とダイエットに励んでいるようにみえても，この時期の子どもたちは上に述べたような激しい心の葛藤に苦しんでいるのである。

そして，ある子どもは，今度は食べようとしても食べられなくなってきて，「神経性無食欲症：制限型AN-R」へ進み，別の子どもたちは過食が始まって，「神経性無食欲症：むちゃ食い/排出型AN-BP」「神経性大食症：排出型BN-P」「神経性大食症：非排出型BN-NP」へと発展していくことになる。

C. 摂食障害は時代とともにどのように変化してきたか[4]

摂食障害は，身体の病気であり，こころの病気であり，時代の病気である[9]。精神的な原因により，食欲が低下して体重が減少し，いちじるしいやせに陥った人々の歴史は古いが，その病像が現代の摂食障害とまったく同じかというと必ずしもそうではない。摂食障害は，それぞれの時代の社会文化的影響を受けながら，病態そのものが少しずつ変化してきている。食べるということは，人間にとってもっとも基本的で根元的な事柄である。その意味において，摂食障害とは人間とその時代の社会・文化との接線上に生ずる問題であるということもできる。摂食障害の病像を通して，その時代の社会・文化が改めて浮き彫りにもなることもあるだろう。

1. 摂食障害概念の歴史的変遷

古くから，精神的な原因によって食事量が低下し，いちじるしいやせに陥った人々に関する記載が残されている。下坂[8]や切池[5,6]は，その著書の中で，摂食障害の病態の概念と歴史について詳述している。それをまとめると次のようになる。

1）宗教儀式としての断食

切池によると，古代西洋文化において，断食は宗教儀式の一部をなしており，日常的な修行や償いの業としての断食が行われていたという。

中世から近世にかけて，自らの力で神に認められ，神に近づくために過酷な断食を行う聖女たちが増加した。このような聖女の断食は16世紀頃まで続いた。その目的は魂の救済と自ら神に近づくことであり，やせること自体が目的ではないが，結果的には現代の拒食症患者と共通する部分を多く含んでいた。

2）注視の的としてのやせ

16～19世紀頃のヨーロッパ各地では，長期間ほとんど何も食べずに，やせたまま生き続ける少女たちが，大衆から好奇の目をもってながめられ話題を集めた。彼女たちは奇跡の人としてみ

られており，国王の謁見を受けたりした．中にはひそかに食事をとっていることが露見し処刑された少女もいたという．

19世紀に入ると，生ける屍ともいえるほどやせ細った男性が，祭りやサーカスの見せ物に出演するようになった．彼らは骸骨のような自らの身体を見せることにより収入を得ていた．

3）神経性無食欲症の概念の誕生

神経性無食欲症について初めて医学的な記載を行ったのは英国のモートンである．彼は1689年に「消耗病」という著書の中で，今日の神経性無食欲症に相当する18歳の少女を記載している．

わが国においても，江戸時代に香川修徳が，一本堂行余医言のなかで「不食病」「神仙労」として，今日の神経性無食欲症に相当する症例を記載している．

1873年，英国のガルは同様の症例報告を行い，本症の臨床像を詳細に記述し，初めてAnorexia nervosa（神経性無食欲症）と命名した．同年，フランスのラセーグは同様の症例をヒステリー性食欲不振症として発表した．これらの報告は，臨床症状の記載もしっかりしており，現代の摂食障害の病像と近似している．

4）下垂体前葉障害説

1914年，ドイツの病理学者シモンズは，剖検で下垂体の高度の萎縮を示した悪液質（著明なやせを伴う衰弱状態）の症例を報告し，悪液質を下垂体前葉障害の本質的症状と考えた．そのため，その後30年以上にわたり，ドイツだけでなくヨーロッパ各国において，神経性無食欲症は一種のシモンズ病，すなわち下垂体機能不全症とみなされるようになってしまったのである．

英国のシーハンは，下垂体前葉障害が必ずしも悪液質をもたらすものではないことを多くの剖検例から明らかにし，下垂体障害としてのシモンズ病と神経性無食欲症の鑑別診断に多大な貢献をもたらした．

5）過食症（神経性大食症）の出現

過食症状に関しては，神経性無食欲症を命名したガルの症例報告の中にすでに認められており，当初はとくに一臨床単位として取り出して論じられることはなかった．ところが，1970年頃から過食を主症状とする症例の増加が指摘され，その心理機制，さらには経過や予後が従来の神経性無食欲症とは異なることが検討されるようになった．

1979年，英国のラッセルは，過食を主症状とする患者の一群を神経性大食症（Bulimia nervosa）と命名し，臨床症状の詳細を報告した．その特徴として，①自己制御できない過食の衝動，②過食後の自己誘発性嘔吐または下剤の乱用，③肥満に対する病的恐怖をあげた．

1980年，米国精神医学会は，精神障害の診断基準をDSM-IIIに改訂した．その中に初めて摂食障害という項目が設けられ，拒食が中心の神経性無食欲症と過食が中心の過食症が区別されたのである．

2. 心理機制の変化

摂食障害病像の変化の背景には，各時代における心理機制の変化が存在している。下坂[8]，牛島[10] を参考にしながら心理機制の変化をまとめてみたい。

1）17～19世紀の症例の心理機制

モートン（1689），ガル（1868），ラセーグ（1868）らによる症例報告は臨床症状の記載が詳細であり，病態も現在の神経性無食欲症と非常によく似ている。一貫した特徴として，食べ物に対する拒否と極端なやせが主症状であるだけでなく，行動面でも勉学においても過活動がみられることが重要な特徴である。彼らは，いずれの症例にも心因の存在を認め，その病因を病的な精神状態あるいは中枢神経系の異常性に求めた。

ところが，現在の症例との大きな違いは，過去のどの症例にも，食べないことに対する理由として肥満恐怖ややせ願望といった記載がみられないことである。すなわち，現在の症例にみられる肥満恐怖，やせ願望，ダイエット志向などの症状は，神経性無食欲症に本来備わっていた症状ではなく，現代の社会文化的影響を強く受けたものであると考えることができる。

2）成熟拒否としての摂食障害

ジャネ（1903）は症例ナディアを報告し，彼女が思春期に入って，月経の発来，陰毛の発生，胸のふくらみをみて半狂乱になる姿を詳細に記載し，「成熟拒否」が神経性無食欲症のもっとも本質的な症状であると考えた。それ以来，第二次性徴の到来によってもたらされる心身の変化が，若い女性の実存を揺るがすことこそが本症の基本的特性とされ，さらには成熟拒否の内実は，"女性であること，女性になることに対する嫌悪・拒否である"と考えられるようになっていった。また，本症者の肥満恐怖は，女性である肉体をもっていることに対するどうすることもできない嫌悪，絶望であり，それゆえに自己の身体をどこまでも細くしようとする病的な努力が払われると解釈された。

現代では，成熟拒否が摂食障害のもっとも本質的な症状であるとは考えられていないが，当時は第二次性徴によってもたらされる性愛性が抑圧されやすい時代背景があったと考えると理解しやすいかもしれない。

3）自律性の障害としての摂食障害（ブルック）

1960年代にブルック[3] が提唱した考え方は，神経性無食欲症概念の確立だけでなく，治療論としても記念碑的なものであったと考えられる。彼女は，本症の中核的な問題は，表面にあらわれた食欲や摂食行動の異常ではなく，その背後に隠されたアイデンティティ（自我同一性）の葛藤であるとした。そして，本症の病態の本質として，①自己の身体像（Body image）の障害（極端なやせにもかかわらずまだ太っていると主張する），②自己の身体内部から発する刺激を正確に知覚し，認知することの障害（空腹，疲労，その他の心身の変化を認めようとせず，強迫的

に活動する），③自己の思考や活動全体に浸透している無力感（拒否的な行動の背後にある主体性の欠如に由来する自己不信）の三つをあげた。ブルックは，本症者が母親から干渉的で統制的な養育を受けた結果，表面的にはロボットのような従順さを示すが，内的には自らの欲求や感情にしたがって行動することができないままになっているとした。すなわち，本症は食欲感覚に代表される身体感覚をめぐる自律性の障害と考えたのである。したがって，本症の治療の本質は，体重増加ではなく，自律性の再学習であるとした。

　上記のようなブルックの理論は，本症の本質に対する視点を大きく変えることになったと考えられる。彼女のあげた症状のいくつかがDSM-IIIにおける本症の診断基準に反映している[10]。

4）家族病理としての摂食障害

　ブルックの提示した母子関係モデルに端を発し，1970年代においては，摂食障害が家族因性の適応障害であるという考え方が優勢になっていった。それにともない治療法としての家族療法も飛躍的に発展した。

　代表的な家族療法家としてセルビーニとミニューチンがあげられる。セルビーニは，摂食障害の家族関係として，母親の優性と父親の感情的な不在を指摘し，他者から送られるメッセージの拒否，意志決定を相手のせいにしたがる両親，家族連合の障害，両親相互の心理的葛藤などのさまざまなコミュニケーションの障害が認められることを明らかにした。一方ミニューチン[7]は，本症の家族は網の目のようになった纏綿enmeshmentを形成していて，お互いの境界が不鮮明になっていると指摘した。このような家族は子どもの自立と自己実現より忠実と保護を優先するため，子どもは何かを行おうとするとき，決断がつきにくくなり，主体的な行動がとりにくくなってしまうという。

　上記のような本症の理解とそれに基づいた家族療法は，1980年代には精神医学界で隆盛をきわめた。しかし一方で，本症に対するそのような見方や治療法に対する批判も存在した。摂食障害特有の家族など果たして存在するのか，そのような家族の態度は摂食障害の原因ではなく結果なのではないか，などの疑問が提出されたのである。

　現在では上記のような家族療法は主流ではなくなり，心理教育的アプローチと家族援助を含めた総合的な接近が行われるようになっている。

5）DSMの摂食障害

　1980年のDSM-IIIでは，摂食障害の中に神経性無食欲症と過食症が分類された。神経性無食欲症の診断基準は，①肥満恐怖，②身体像の障害（やせ細っていても「肥っていると思う」と主張する），③元の体重から少なくとも25％の体重減少，④正常体重の最低限を超える体重を維持することの拒否の4項目があげられた。心理機制にはふれられておらず，症状を満たせば診断が可能となった。DSM-III-R（1987）では複数の精神障害の重複診断が可能となったため，摂食障害の有病率は確実に高くなった。さらに，DSM-IV（1994）[1]においては，それまで摂食障害の位置づけは児童青年期に発症する精神障害の中の一項目にすぎなかったのが，他の精神障害

と同列の大分類に格上げされることになったのである。

このような診断基準の変化の背景には、近年における摂食障害の爆発的な増加傾向、拒食症から過食症への移行、軽症例の増加などの事柄が存在している。牛島[10]が指摘するように、時代の変化とともに、摂食障害患者のもつ方向が一般の若い女性の生活感覚と非常に近くなっていることも影響している。すなわち、摂食障害はきわめてまれで特殊な家庭に生ずる病気ではなくなり、今やきっかけさえあればどの家庭にも生じうるコモン・ディズィーズ（よくある一般的な病気）になったと考えるべきなのである。

■文　献

1) American Psychiatric Association : Diagnostic and Statistical Manual of Mental Disorders, 4th edition (DSM-IV). American Psychiatric Association, Washington, DC, 1994（高橋三郎，大野　裕，染矢俊幸訳：DSM-IV 精神疾患の診断・統計マニュアル．医学書院，東京，1995）

2) Ando T, Komaki G, Naruo T, et al. : "Possible Role of Preproghrelin Gene Polymorphisms in Susceptibility to Bulimia Nervosa". American Journal of Medical Genetics Part B (Neuropsychiatric Genetics) 141B: 929-934, 2006

3) Bruch H : The golden cage: The enigma of anorexia nervosa. Harvard University Press, Cambridge, 1978（岡部祥平，溝口純二訳：思春期瘦せ症の謎－ゴールデンケージ－．星和書店，1979）

4) 傳田健三：摂食障害の病像の変化．こころの科学，112: 15-21, 2003

5) 切池信夫：摂食障害－食べない，食べられない，食べたら止まらない－．医学書院，東京，2000

6) 切池信夫編：新しい診断と治療のABC：摂食障害．最新医学社，大阪，2007

7) Minuchin S : Psychosomatic families; Anorexia nervosa in context. Harvard University Press, Cambridge, 1978

8) 下坂幸三：アノレクシア・ネルヴォーザ論考．金剛出版，1988

9) Treasure J : Anorexia Nervosa: A survival guide for families, friends, and sufferers.（傳田健三，北川信樹訳：拒食症サバイバルガイド－家族，援助者，そしてあなた自身のために－．金剛出版，東京，2000）

10) 牛島定信：摂食障害概念の歴史的展望．臨床精神医学講座 S4，摂食障害，中山書店，2000

第 3 章

子どもの摂食障害

A. 子どもの摂食障害の臨床的特徴

B. 子どもの摂食障害の具体的な臨床像－大学病院の外来統計から－

第3章 子どもの摂食障害

A. 子どもの摂食障害の臨床的特徴

子どもの摂食障害の臨床的特徴を**表1**に示した。一つひとつ詳しく解説してみたい。

1. 拒食とやせが主症状の症例が多い

近年では、青年あるいは大人の摂食障害においては、拒食とやせを主症状とする神経性無食欲症（AN）よりも過食や嘔吐を主症状とする神経性大食症（BN）が多くなってきている。当初はANで発症しても、途中からBNに移行していく症例が多い。それに対して、子どもの摂食障害では拒食とやせを主症状とする神経性無食欲症が多いことが特徴である。ANのまま長期間持続する症例も多い。したがって、どのように食べさせることができるか、どうしたら自分の意思で美味しく食事をとることができるようになっていくのかが治療の課題である。

表1 子どもの摂食障害の臨床的特徴

1. 拒食（不食）とやせが主症状の症例が多い。
2. ダイエットの既往がない症例も少なくない。
3. 腹痛、嘔気などの身体症状を伴いやすい。
4. 抑うつ症状を合併しやすい。
5. 不登校などの不適応行動や神経症症状が重なりやすい。
6. 成熟拒否や同一性をめぐる思春期葛藤が明らかではない。
7. 過食、隠れ食い、盗食などの食行動異常が目立たない。
8. 肥満恐怖、身体像の障害、やせ願望が明らかではない。
9. 拒食症から過食症への移行例は、青年期より少ない。
10. 子どもの摂食障害は急激に重篤な状態に陥りやすい。
11. 症状は飢餓による影響を受けやすい。

2. ダイエットの既往がない症例も少なくない

　青年あるいは大人の摂食障害においては，自らの意思でダイエットを行った結果，体重が低下して摂食障害へ発展していく場合が多い。一方，子どもの摂食障害では，自らの意思によるダイエットの既往がなく，自然に食欲が低下して体重が減少していき，摂食障害に発展していく場合も少なくない。むしろこのような非ダイエット型の方が多く，われわれの調査[2]では，1（ダイエット型）対2（非ダイエット型）の割合である。

　しかしながら，本人はダイエットをしていないと主張するが，家族からみると明らかにダイエットをしているかのようにみえる場合がある。このような場合，「本人が否認しているのだ」と言われてきたが，そのような心理機制が働いていない場合もある。単純に無意識のうちにそのような行動をとっていることもある。これは，先に述べた「雌豚やせ症」を考えると理解しやすいかもしれない。栄養のないワラだけを選んで食べるようになる子豚には否認機制などは働いていないが，周りからみるとまるでダイエットをしているかのようにみえるのである。このように，子どもの場合にはダイエット型か非ダイエット型か完全には区別がつかない症例も存在する。

3. 腹痛，嘔気などの身体症状を伴いやすい

　子どもは本来言葉で自らの感情や考えを表現することが上手ではないので，自分の心理的な葛藤や悩み，環境のストレス，将来に対する不安や憂うつを身体症状として表現することが多い。とくに摂食障害の場合，典型的な症状の前駆症状や随伴症状として，腹痛，嘔気，便秘，下痢，胃部不快感などの消化器系の身体症状を伴うことが少なくない。小さい頃から，風邪をひくと消化器症状が出やすかった子やストレスがかかると食欲が低下しやすかった子などが少なくない。実際に，摂食障害に前駆して消化器症状を伴う感冒，呼吸器感染症，インフルエンザなどが存在していることが意外に多い。そして，風邪症状は改善しても，食欲不振や胃部不快感だけが残存して摂食障害に発展していくのである。

4. 抑うつ症状を合併しやすい

　青年あるいは大人の摂食障害においては抑うつ症状がしばしば合併する。子どもの摂食障害にも同様に抑うつ症状が合併することが多い。大人と比べて子どもの摂食障害にとくにうつ病の合併が多いというわけではないが，子どもの抑うつ症状は見逃されやすいので，あえてここで取り上げることにした。先に述べたように，子どもの摂食障害はANが多い。ANでは活動性が亢進し，BNほど抑うつ的な印象を与えないが，よく問診してみると，AN患者も抑うつ症状を合併している場合が多いのである。第1章で述べたが，AN患者の29～68％に大うつ病性障害が合併することが報告されている[3]。ただし，AN患者においては，低栄養や低体重のための体力低下なのか，抑うつ症状による気力低下，疲労感なのかがわかりにくいことが多い。体重が増加した後でも抑うつ症状が続くかどうかが，鑑別のポイントである。

5. 不登校などの不適応行動や神経症症状が重なりやすい

　子どもの摂食障害には，不登校などの不適応行動や神経症症状（不安，強迫，恐怖など）が，前駆症状としても，随伴症状としても，後遺症状としても存在することが多い。子どもは心理的な葛藤，悩み，ストレスなどに対して，単独の症状だけが出現する場合よりも，さまざまな精神症状や問題行動が重複して出現することが多いのである。そのようなとき，今この子にとってもっとも問題となっている症状は何かを見極める必要があるだろう。そして，現実問題として今できることは何かを考えていくことになる。今対処できる問題や今軽減できる症状を解決していくことによって，複雑に絡み合った問題が少しずつ解きほぐされ，本質的な問題がみえてくることが少なくない。

6. 成熟拒否や同一性をめぐる思春期葛藤が明らかではない

　先にも述べたが，かつて摂食障害の病態の本質は成熟拒否（ジャネ）や自我同一性の葛藤（ブルック）であると考えられた時代があった。今でも，青年期や成人期の摂食障害の患者の中には，「女性であることや女性になることに対する嫌悪・拒否」を強く主張したり，「自我同一性の葛藤」をしきりに訴える人もいる。しかし，子どもの摂食障害患者においては，そのような訴えをする場合はけっして多くはない。子どもの場合は，友達関係や家族関係などのもう少し身近で現実的な問題に直面して悩み，それがやせという身体症状として表れていることが多いのである。

7. 過食，隠れ食い，盗食などの食行動異常が目立たない

　思春期，青年期の摂食障害患者においては，過食，隠れ食い，盗食などの食行動異常や問題行動が目立つことが多い。本来そのようなことをするような人ではけっしてないのに，症状としてやってしまうのである。これは，食べずにやせたいという気持ちと過食の衝動との激しい葛藤の末に行われてしまうことが多い。子どもの摂食障害においては，このような食行動異常はあまり目立たない。それは，子どもの摂食障害では神経性無食欲症（AN）の制限型が多く，過食症状が出現することが少ないためであると思われる。したがって，過食衝動との葛藤が生じにくいため，食行動異常が少ないのであると考えられる。むしろ「食べようと思っても食べることができない」と述べる子どもが少なくないのである。しかし，子どもの摂食障害でも，過食型の子どもは同様の食行動異常が出現することがある。

8. 肥満恐怖，身体像の障害，やせ願望が明らかではない

　青年あるいは大人の摂食障害では，肥満恐怖や身体像の障害は診断基準にも含まれており，必須の症状である。やせ願望は診断基準には含まれていないが，青年あるいは大人の多くの症例に認められる症状である。しかし，子どもの摂食障害ではこれらの症状をはっきりと述べない場合が多い。しかし，よく観察してみると，点滴を抜いてしまったり，つまらせてしまったりして，無意識のうちに体重増加に抵抗しているのではないかと思われる場合がある。あるいは，食事を

食べた後，階段昇降を繰り返したり，激しく動き回ったりして，あたかも懸命に減量しているかのような行動をとる子どももいる。すなわち，肥満恐怖，身体像の障害，やせ願望は存在するが，うまく言葉で表現できず行動で表現してしまうのだと考えられる。

9. 拒食症から過食症への移行例は，青年期より少ない

青年や大人の摂食障害は，当初は神経性無食欲症（AN）で発症しても，過食症状が出現してくることが多く，70％以上は神経性大食症（BN）へ移行していく。ところが，子どもの摂食障害は，先に述べたように AN のまま経過する症例が多い。とくに AN 制限型のまま低体重が持続する症例が多いのである。詳しくは後述するが，約半数の症例が AN 制限型のまま経過する[2]。しかし，予後は AN 制限型の方が良い。したがって，AN 制限型で発症した症例を早期に発見してきちんと治療することが，子どもの摂食障害全体の予後を改善する最良の方法であると考えられるのである。

10. 子どもの摂食障害は急激に重篤な状態に陥りやすい

子どもは青年や大人と違って体脂肪の比率が低いため，すなわち身体の脂肪の蓄えが少ないため，少しの体重の減少で急激に重篤な状態に陥ることがあることに十分注意する必要がある。したがって，食べることができずに体重が減少を続けている子どもの症例はなるべく早めに入院させた方がよいと考えられる。入院させてみると，外来診察ではわからなかった家族関係やストレスの原因などが自然にみえてくることが多いのである。

11. 症状は飢餓による影響を受けやすい

子どもの摂食障害というと，心理的な要因や家族関係の問題が強く影響しているというイメージを持つ方も多いかと思う。もちろん，それらが関連していることも事実であるが，飢餓という生物学的要因が症状に大きく影響していることも事実なのである。なかには，とくに家族関係に問題のない家庭において，あるいはとくに思い当たる心理的要因がない場合においても，感冒などをきっかけに食欲が低下し，体重が減少していくにつれて，飢餓による影響のために摂食障害特有の諸症状が顕在化してきてしまう症例も存在する。やせればやせるほど，肥満恐怖が強まり，やせ願望が出現し，身体像の障害が顕著になっていく。そんなことをする子ではなかったのに，盗食や隠れ食いが始まり，典型的な摂食障害の病像を呈していく。しかし，身体管理を中心としたきちんとした治療により体重と低栄養状態が回復し，飢餓の影響がなくなると，うそのように元の本来の姿に戻る場合も少なくない。子どもの摂食障害の症状は予想以上に飢餓による影響を受けやすいことをいつも念頭においておく必要がある。

B. 子どもの摂食障害の具体的な臨床像―大学病院の外来統計から―

大学病院精神科を受診した症例のうち，14歳以下の年齢で発症した若年発症の摂食障害患者

について検討を行った[2]。対象症例を米国精神医学会の診断基準 DSM-IV[1] に従って類型化し，各類型の臨床的特徴を記述するとともに，その精神病理，治療，経過および転帰について若干の考察を加えた。

1. 対象と方法

1）対象

1991年1月〜2000年12月までの10年間に，北海道大学病院精神科（以下，当科と略記）を初診し，DSM-IVの診断基準で摂食障害に該当した症例は352例であった。その中で，14歳以下の年齢で発症した44例（男子4例，女子40例）を検討の対象とした。

2）方法

症例の検討の方法は，診療録の記載を中心に，①精神疾患の家族負因歴，②生育歴，③発症年齢，受診年齢，④発症契機・状況，⑤現病歴，⑥臨床像，⑦診断，⑧治療，⑨経過，⑩転帰について検討を行った。

薬物療法の評価に関しては，厳密な効果判定は行われていないため，診療録に記載されている内容から，国際的な評価基準である Clinical Global Impressions : CGI を参考に，2ヵ月以上薬物療法が行われた症例について，著効，有効，やや有効，不変または悪化の4段階で評価した（著効：症状のほとんどが改善し，ほぼ病前の状態に戻ったもの，有効：症状に明らかな改善がみられるが，少し症状が残存しているもの，やや有効：症状は少し改善したが，同様の治療的配慮が必要なもの，不変または悪化：ほとんど変化がないか，副作用も含め悪化したもの）。

転帰については診療録と主治医の情報をもとに検討した。しかし系統的な転帰調査は行われていないため，転帰の基準としては，身体状況，食行動・精神症状，社会適応の3つの側面から評価を行い，寛解，改善，軽度改善，不変，悪化の5段階とした（寛解：症状はほとんど改善しており，社会適応も良好なもの，改善：症状はおおむね改善したが，少し残っており，社会適応もまだ完全ではないもの，軽度改善：初診時より改善しているが，症状はなお不安定であり，社会適応も不十分なもの，不変：初診時とほとんど変化のないもの，悪化：初診時よりむしろ悪化したもの）。

2. 結果

1）一般的事項

（1）患者背景

表2に各症例の概要を，表3に患者背景を示した。対象症例44例は，摂食障害症例全体（352例）の12.5％を占めていた。性別は男性4例，女性40例と男女比は1対10であった。発症年齢の平均は13.3±1.4（mean±SD）歳，初診時年齢は14.2±1.7歳，罹病期間は11.1±9.8ヵ月

表2 症例の概要

No	性別	発症年齢(歳)	初診時年齢(歳)	罹病期間(月)	身長(cm)	初診時体重(kg)	標準体重(kg)	BMI*	肥満率(%)	初潮	診断	家族歴**	合併症	観察期間(月)	転帰
1	M	9.83	10.08	3	130	21.0	27.1	12.4	-22.5	未	AN-R			62	軽度改善
2	F	10.50	12.33	22	151	26.3	42.2	11.5	-37.7	未	AN-R	母PD	小うつ病性障害, 強迫性障害	42	軽度改善
3	F	10.92	11.33	5	136	21.4	30.1	11.5	-28.9	未	AN-R		小うつ病性障害	4	寛解
4	M	11.00	11.42	5	146	31.6	37.3	14.8	-15.3	—	AN-R	祖母, 伯母, 叔母S		5	寛解
5	F	11.08	11.17	1	146	31.5	37.6	14.8	-16.2	未	AN-R		小うつ病性障害	50	寛解
6	F	11.17	11.25	1	143	23.0	35.3	11.2	-34.8	未	AN-R	母AN		5	寛解
7	F	11.25	11.58	4	144	24.0	36.1	11.6	-33.5	未	AN-R		小うつ病性障害, 強迫性障害	11	寛解
8	F	12.08	12.83	9	147	25.0	39.0	11.6	-35.9	11	AN-R→BN-P	父OCD		36	改善
9	F	12.25	14.17	23	158	46.0	50.1	18.4	-8.2	11	AN-R	叔父		31	寛解
10	F	12.33	12.83	6	153	35.0	43.7	15.0	-19.9	11	AN-R→BN-P	叔父自殺	小うつ病性障害	34	改善
11	F	12.42	12.67	3	144	29.8	36.7	14.4	-18.8	11	AN-R			4	寛解
12	F	12.42	12.92	6	153	31.5	43.7	13.5	-27.9	11	AN-R			5	寛解
13	F	12.50	13.33	10	160	34.4	49.9	13.4	-31.1	11	AN-R		小うつ病性障害	25	不明
14	F	12.50	15.17	32	150	43.0	46.9	19.1	-8.3	10	AN-R			5	不明
15	M	12.83	13.83	12	161	40.5	48.7	15.6	-16.8	—	AN-R		思春期早発症, 統合失調症	3	不明
16	F	13.08	14.17	13	152	26.0	46.4	11.3	-44.0	12	AN-R→BN-BP		大うつ病性障害	32	不変
17	F	13.17	13.42	3	161	36.8	50.6	14.2	-27.3	12	AN-R	姉AN	注意欠陥多動性障害	3	不明
18	F	13.17	16.50	40	158	42.0	52.2	16.8	-19.5	11	AN-R			47	不明
19	F	13.33	13.75	5	154	40.0	47.6	16.9	-16.0	11	AN-R		初診のみ	初診のみ	
20	F	13.33	13.75	4	154	38.0	45.8	16.0	-16.0	11	AN-R→AN-BP	母N		36	改善
21	M	13.42	13.75	4	162	38.0	51.2	14.5	-25.8	—	AN-R→BN-NP	父D	統合失調症	124	不変
22	F	13.42	13.58	2	162	50.0	51.2	19.1	-2.3	11	AN-R	兄MR	小うつ病性障害	5	寛解
23	F	13.42	13.67	3	155	32.2	46.5	13.4	-30.8	11	AN-R		強迫性障害	7	寛解
24	F	13.50	14.83	16	155	33.2	48.3	13.8	-31.3	11	AN-R→BN-P		小うつ病性障害, 強迫性障害	37	改善
25	F	13.50	14.83	16	162	38.0	52.5	14.5	-27.6	12	AN-R→BN-P		小うつ病性障害, 情緒不安定	47	寛解
26	F	13.67	14.17	6	157	39.0	49.5	15.8	-21.2	11	AN-R→BN-P		小うつ病性障害	28	軽度改善
27	F	13.75	14.17	5	157	41.0	49.5	16.6	-17.2	12	AN-R→BN-NP			4	不変
28	F	13.75	15.50	21	166	38.0	49.6	13.8	-23.4	11	AN-R→BN-BP		双極性障害	32	不変
29	F	14.08	17.25	38	155	53.0	50.8	22.1	+4.3	12	AN-R→BN-NP		大うつ病性障害	47	改善
30	F	14.17	14.50	4	153	26.0	47.0	11.1	-44.7	—	AN-R→AN-BP	父D	小うつ病性障害	4	不明
31	M	14.17	15.50	16	155	37.5	49.9	15.6	-24.8	—	AN-R→BN-BP	叔母D	初診のみ	初診のみ	
32	F	14.25	14.92	8	164	31.0	53.8	11.5	-42.4	—	AN-R	母	小うつ病性障害	14	不明
33	F	14.33	14.75	5	156	34.5	48.9	14.2	-29.4	10	AN-R		統合失調症	36	不明
34	F	14.33	14.75	5	148	28.0	44.0	12.8	-36.4	12	AN-R	姉妹D	小うつ病性障害	5	寛解
35	F	14.50	14.50	0	157	28.0	45.7	11.3	-38.7	13	AN-R		大うつ病性障害, 情緒不安定	8	不変
36	F	14.50	16.33	22	165	52.0	51.7	21.1	+0.6	12	AN-R→BN-BP			9	不変
37	F	14.50	16.33	24	157	44.5	56.2	16.3	-20.8	14	AN-R→BN-P		小うつ病性障害, 情緒不安定	20	改善
38	F	14.58	14.92	4	158	39.0	56.2	15.6	-22.2	不明	AN-R		大うつ病性障害	10	軽度改善
39	F	14.58	16.58	24	165	75.0	50.1	27.5	+33.5	12	AN-R→BN-NP			4	改善
40	F	14.75	16.17	17	162	43.0	56.2	16.4	-21.1	12	AN-R→BN-NP		小うつ病性障害	4	改善
41	F	14.75	15.67	11	156	56.0	54.5	23.0	+10.9	11	AN-R→BN-NP		双極性障害	60	寛解
42	F	14.83	15.08	3	155	35.0	50.5	14.6	-29.9	12	AN-R		小うつ病性障害	12	改善
43	F	14.83	15.17	4	154	34.0	49.9	14.3	-31.0	15	AN-R→BN-P	叔父D		12	軽度改善
44	F	14.83	15.42	7	169	56.0	58.4	19.6	-4.1	9	AN-R→BN-P		小うつ病性障害	13	不変
44	F	14.92	15.83	11	152	35.0	48.1	15.1	-27.2	12	AN-R	弟AN	小うつ病性障害, 情緒不安定	26	不変

* BMI : Body Mass Index = 体重 (kg) / 身長 (m)^2
** AN : 神経性無食欲症, D : うつ病性障害, MR : 精神遅滞, N : 神経症性障害, OCD : 強迫性障害, PD : パニック障害, S : 統合失調症

表3 患者背景

患者数	44
性別	男子 4（9.1%）
	女子 40（90.9%）
発症年齢	13.3±1.4歳
初診時年齢	14.2±1.7歳
罹病期間	11.0±9.8ヵ月
精神疾患の家族負因歴	14（31.8%）
気分障害圏	9
摂食障害	3
神経症圏	3
統合失調症圏	1
精神遅滞	1
自殺	1

であった。発症年齢の分布を図1に示した。最年少は9歳10ヵ月の発症であり、12歳から増加傾向を示している。また、摂食障害症例全体の中で若年発症例が占める割合の年次推移を図2に示した。摂食障害全体は1996年に急激に増加して以来、若干減少傾向にあるが、若年発症例は全体の中でおおむね同じ割合をもって推移しているということができる。若年発症例が最近とくに増加しているという事実は確認できなかった。

初診時の身長の平均は154.3±7.8cm、体重の平均は36.9±10.6kg、BMIの平均は15.3±3.5、肥満率の平均は－25.4±10.4％であった。また初潮については、女性40例のうち9例が未発来で、他の29例の平均は11.4±1.2歳であり、2例は不明であった。

精神疾患の家族負因歴は全体で14例（31.8％）であり、その内訳（重複を含む）は気分障害圏9例、摂食障害3例、神経症圏3例、統合失調症1例、発達遅滞1例、自殺1例であった。

(2) 診断分類

最終診断を表4に示した。全症例が、当初は神経性無食欲症、制限型で発症した。神経性大食症で発症した症例はいなかった。最終診断においては、神経性無食欲症、制限型（AN-R）22例、神経性無食欲症、むちゃ食い/排出型（AN-BP）7例、神経性大食症、排出型（BN-P）8例、神経性大食症、非排出型（BN-NP）7例であった。

(3) 合併障害

合併する精神障害を表5に示した。2つ以上の障害を合併する場合は複数の障害名を記載した。その結果、合併障害を有する症例は32例（37障害）であり、全体の72.7％を占めた。合併障害の内訳は（重複を含む）、気分障害が25例ともっとも多く、大うつ病性障害5例、小うつ病性障害（軽症うつ病）18例、双極性障害2例であった。これらはいずれも単に飢餓状態に付随する症状ではなく、体重がある程度回復した後も持続していたものである。不安障害としては強迫性障害が7例認められた。いずれの強迫症状も食物へのとらわれなどの摂食行動に限定された内容

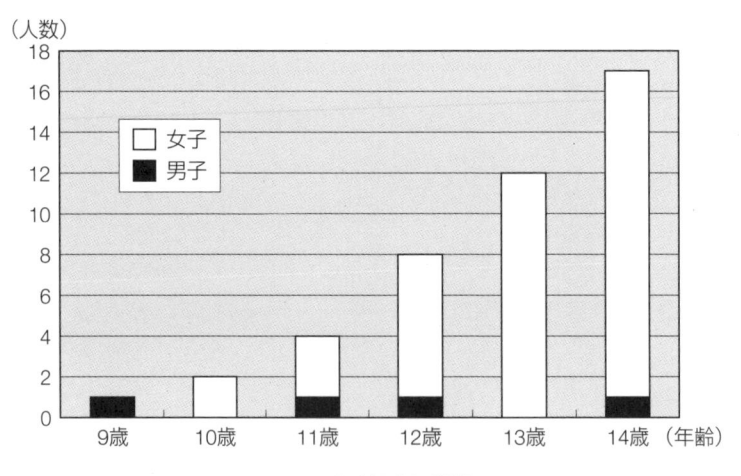

図1 年齢別患者数

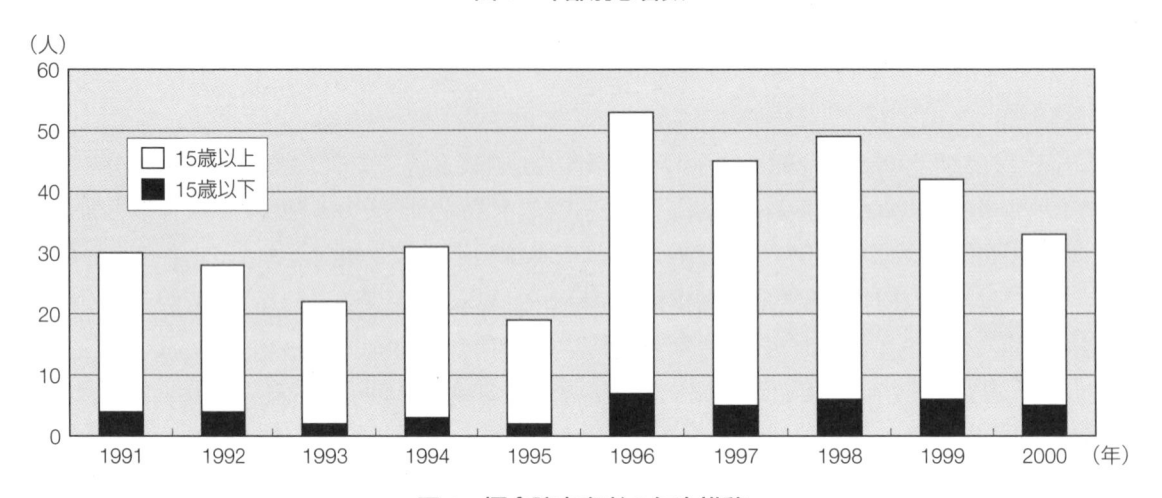

図2 摂食障害患者の年次推移

表4 最終診断

神経性無食欲症，制限型（AN-R）	22例
神経性無食欲症，むちゃ食い/排出型（AN-BP）	7例
神経性大食症，排出型（BN-P）	8例
神経性大食症，非排出型（BN-NP）	7例

ではなく，DSM-IVの診断基準を満たすものであった。統合失調症へ移行した症例は3例であった。注意欠陥多動性障害（摂食障害発症前から存在した）と抜毛癖がそれぞれ1例ずつ認められた。また，今回の対象症例は発症が14歳以下であったため，パーソナリティ障害という診断名は用いなかった。ただし，詳細は後述するが，経過中，感情不安定な状態が持続し，自傷行為などの衝動性が顕著で，対人関係が不安定であった症例は7例認められた（このような状態像の

表5 合併障害

気分障害	
大うつ病性障害	5例
小うつ病性障害	18例
双極性障害	2例
不安障害	
強迫性障害	7例
統合失調症	3例
注意欠陥多動性障害（AD/HD）	1例
衝動制御障害	
抜毛症（トリコチロマニア）	1例

記載には「情動不安定」という用語を用いた）。

（4）転帰

初回のみで転院または中断した6例を除く38例の転帰をまとめると，寛解14例（36.8％），改善11例（28.9％），やや改善5例（13.2％），不変8例（21.1％）であった（**図3**）。平均観察期間は初診後23.9±24.2ヵ月（3～124ヵ月），発症後33.3±25.7ヵ月であった。

2) 各類型の臨床的特徴

1) 神経性無食欲症，制限型（AN-R）

a) 一般的事項

発症から最終診断まで神経性無食欲症，制限型（AN-R）の状態が持続した症例は22例であった。発症年齢の平均は12.7±1.5歳であった。男性は4例，女性は18例であり，すべての男性例はこの群に属していた。女性18例のうち7例は初潮未発来であった。発症契機としてダイエットが明らかであったものは7例であった。発症状況としては（重複を含む），学校の問題18例，家族の問題8例，死別・離別5例，身体疾患5例，学校外のストレス2例となっていた。

b) 症状

初診時の身体状況は，身長の平均は151.7±8.9cm，体重の平均は32.0±6.3kg，BMIの平均は13.8±1.7，肥満率の平均は－26.9±8.0％であった。初診時において，全例標準体重の－15％以下のやせというDSM-Ⅳの診断基準を満たしていた。肥満恐怖の有無については，初診時に肥満恐怖を明確に表明したものは5例，初診時に肥満恐怖を明確に表明はしないが，点滴などの栄養補給に抵抗を示したり，食事を捨てたりする行動がみられたものは17例であった。やせ願望については，初診時に明確に表明したものはおらず，初診時には明確に述べないが後に肯定したものは5例であった。Body imageの障害については，初診時に明確に表明したものは8例，明確に表明はしないが，重篤な低体重にもかかわらず，そのことに無関心であったり否認を示したものは14例であった。過活動がみられたのは22例中7例であった。食行動の問題としては，

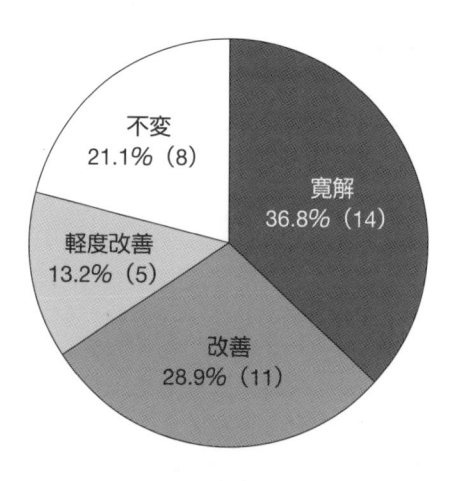

図3 転帰結果

(円グラフ: 寛解 36.8%(14)、改善 28.9%(11)、軽度改善 13.2%(5)、不変 21.1%(8))

食事を捨てる行動がみられたものが2例，嘔吐が3例であった（嘔吐の3例は不定期に少量摂取した食物を自然に吐いてしまうというもので，むちゃ食い/排出型の診断基準は満たさない）。衝動性としては，易刺激性，暴力がそれぞれ1例ずつであった。また，腹痛，嘔気などの身体症状が7例に認められた。

c) 随伴症状および合併障害

経過中に抑うつ症状が認められたものは16例であった。その内，DSM-IVの気分障害の診断基準を満たしたものは12例（54.5％）であった。内訳は，大うつ病性障害が1例で，小うつ病性障害が11例であった。摂食障害発症前から気分障害に罹患していた症例はなく，全例摂食障害発症とほぼ同時か，摂食障害の経過中に，二次的に気分障害が発症するという経過をとった。経過中に強迫症状が認められたものは10例であった。その内，DSM-IVの強迫性障害の診断基準を満たしたものは6例（27.3％）であった。強迫症状の内容は，手洗い5例，儀式・確認行為3例，整理整頓1例（重複を含む）などであった。また，そのうち3例は体重減少が深刻になるにつれ強迫症状も強くなり，体重の回復に伴って軽減していった。残りの3例は，体重が増加して摂食障害が改善した後に，強迫性障害が発症していた。また抜毛癖が1例に認められた（体重減少に伴って症状が悪化した）。先に述べた「情動不安定」な状態は2例に認められた。不登校は3例にみられた。その他の合併障害としては，1例は生育歴から判断すると，幼少時から注意欠陥多動性障害が存在していたと考えられた。

d) 治療，経過および転帰

初回のみで転院あるいは中断した症例は2例であった。治療の詳細は後述するが，原則として，心理教育，身体治療，精神療法，行動療法，認知行動療法，家族療法，薬物療法などが多面的に組み合わされて行われた。治療形態としては，小児科に入院しながら当科に通院したものが10例，当初は小児科に入院したが，当科に転入院したものが3例，当初から当科に入院したものが4例，外来通院のみのものが3例であった。

身体治療としては，体重減少が重篤なためIVH（経中心静脈高カロリー輸液）が行われたもの9例，末梢からの点滴が行われたもの8例であり，経鼻腔栄養は1例のみであった。薬物療法においては，2ヵ月以上の薬物療法が行われた症例は17例であった。その内訳は，食欲亢進を目的としてスルピリドを投与したもの5例（有効1例，やや有効1例，無効3例），随伴する抑うつ症状や強迫症状に対して抗うつ薬を投与したもの10例（著効1例，有効5例，やや有効2例，無効2例），幻覚妄想状態に対して抗精神病薬を投与したもの2例（いずれも有効）であった。

精神療法的アプローチとしては，行動療法的アプローチ（体重の増加に応じて行動範囲を拡大していくオペラント条件づけ技法）を行った症例が15例，家族療法的アプローチ（ほぼ毎週家族と同席面接を施行）を行った症例が20例と多くを占めた。それに適宜，認知行動療法的アプローチ（患者が食事日記を記載し，それをもとに面接を施行：4例）や非言語的アプローチ（箱庭療法7例，絵画療法1例）が併用された。

転帰においては，3ヵ月以上経過を追えた20例について検討を行ったところ，寛解12例（60％），改善3例（15％），やや改善3例（15％），不変2例（10％）であった。

なお，男性例については，発症契機，臨床像，合併症，経過，転帰において，女性例との間に特別な違いは認められなかった。

(2) 神経性無食欲症，むちゃ食い/排出型（AN-BP）

a) 一般的事項

当初はAN-Rで発症したが，神経性無食欲症，むちゃ食い/排出型（AN-BP）へ移行した症例は7例であった。すなわち，途中からむちゃ食いのエピソードが出現するが，自己誘発性嘔吐や下剤乱用などの不適切な代償行動を繰り返し，正常体重の85％以下の体重を維持し続ける症例群である。発症年齢の平均は14.1±0.8歳であった。全例女性であり，1例のみ初潮未発来であった。全例ダイエットを契機として体重減少が始まっていた。発症状況としては（重複を含む），学校の問題5例，家庭の問題5例，死別・離別2例，家族が摂食障害に罹患2例などであった。

b) 症状

初診時の身体状況は，身長の平均は155.7±3.6cm，体重の平均は36.6±5.7kg，やせ率の平均は－27.0±8.5％，BMIの平均は15.0±1.8であった。初診時において，全例標準体重の－15％以下のやせというDSM-IVの診断基準を満たしていた。発症時は全例AN-Rの病像を呈したが，平均11.7±8.7ヵ月後にむちゃ食い/排出症状が出現していた。肥満恐怖は初診時に全例が明確に表明していた。やせ願望については，初診時に明確に表明したものは4例，初診時には明確に述べないが後に肯定したものは3例であった。Body imageの障害は，初診時に明確に表明したものは6例，明確に表明はしないが，重篤な低体重にもかかわらず，そのことに無関心であったり否認を示したものは1例であった。過活動は7例中6例に認められた。排出行動としては嘔吐のみが2例で，嘔吐と下剤乱用が5例であった。食行動の問題として盗食が2例みられた。衝動性としては自傷，暴力が2例，自殺企図が3例，家出が1例であった。

c) 随伴症状および合併障害

経過中に抑うつ症状が認められた症例は7例中6例（71.4％）であり，5例がDSM-IVの気分

障害の診断基準を満たした。内訳は大うつ病性障害が2例で，小うつ病性障害が3例であった。摂食障害前から気分障害に罹患していた症例はなく，全例摂食障害発症とほぼ同時か，摂食障害の経過中に，二次的に気分障害が発症していた。強迫症状が1例に認められたが，DSM-IVの強迫性障害の診断基準は満たさなかった。また，経過中7例中5例に「情動不安定」な状態が認められた。不登校は4例に認められた。

d）治療，経過および転帰

初回のみで転院あるいは中断した症例は2例であった。治療を行った5例の治療形態は，外来治療が3例，当科での入院治療が2例であった。

身体治療としては，入院した2例に末梢からの点滴が行われたが，IVHを行った症例はいなかった。薬物療法においては，2ヵ月以上の薬物療法が行われた症例は5例であり，随伴する抑うつ症状あるいは過食衝動に対して抗うつ薬が投与されていた（有効1例，やや有効2例，無効1例）。精神療法的アプローチとしては，家族療法的アプローチが5例に行われ，行動療法的アプローチが2例に，認知行動療法的アプローチが2例に行われた。また，初回に心理教育のみ行われたものが2例であった。

転帰においては，4ヵ月以上経過を追えた5例について検討を行ったところ，改善1例，やや改善1例，不変3例であった。

（3）神経性大食症，排出型（BN-P）

a）一般的事項

当初はAN-Rで発症したが，神経性大食症，排出型（BN-P）へ移行した症例は8例であった。すなわち，経過中にむちゃ食いのエピソードと自己誘発性嘔吐や下剤乱用などの不適切な代償行動が出現するが，体重は正常体重の85％以上を維持している症例群である。発症年齢の平均は13.4±1.0歳であった。全例女性であり，ダイエットを契機として体重減少が始まっていた。発症状況としては（重複を含む），学校の問題6例，家庭の問題4例，離別2例などであった。

b）症状

身体状況は，身長の平均は155.8±7.5cm，最低体重の平均は37.3±7.8kg，最高体重の平均は49.5±8.1kgであった。発症時は全例AN-Rの病像を呈したが，平均10.5±5.3ヵ月後にむちゃ食い/排出症状が出現していた。肥満恐怖は初診時に明確に表明していたものが6例，初診時に肥満恐怖を明確に表明はしないが，点滴などの栄養補給に抵抗を示したり，食事を捨てたりする行動がみられたものは2例であった。やせ願望については，初診時に明確に表明したものは1例，初診時には明確に述べないが後に肯定したものは7例であった。Body imageの障害は，初診時に明確に表明したものは4例，明確に表明はしないが，重篤な低体重にもかかわらず，そのことに無関心であったり否認を示したものは4例であった。過活動は8例中4例に認められた。排出行動としては，嘔吐のみが7例，嘔吐と下剤乱用が1例であった。食行動の問題として，2例に盗食が認められた。また，衝動性の問題として，万引きが3例に，暴力が2例にみられた。

c）随伴症状および合併障害

経過中に3例がDSM-IVの気分障害の診断基準を満たした。内訳は大うつ病性障害1例，小

うつ病性障害1例，双極II型障害1例であった。いずれも摂食障害の発症が先行し，その後気分障害が出現していた。1例が経過中に統合失調症を発症した。経過中8例中3例に「情動不安定」な状態が認められた。また，2例が過食期と不食期を繰り返すというパターンを呈していた。

d) 治療，経過および転帰

初回のみで転院あるいは中断した症例は2例であった。治療を行った6例の治療形態は外来治療が2例で，当科での入院治療が4例であった。入院治療は不食期（当初のAN-Rの時期）の治療のために行われた。

身体治療としては，入院した4例のうち3例に末梢からの点滴が，1例にIVHが行われた。薬物療法においては，2ヵ月以上の薬物療法が行われた症例は5例であった。内訳は，食欲亢進を目的としてスルピリドを投与されたもの1例（無効），随伴する抑うつ症状あるいは過食衝動に対して抗うつ薬を投与されたもの4例（有効1例，やや有効2例，無効1例），衝動性に対して抗精神病薬を投与されたもの1例（無効）であった。精神療法的アプローチとしては，不食期に行動療法的アプローチが4例に行われ，家族療法的アプローチが6例に，認知行動療法的アプローチが2例に，箱庭療法，絵画療法がそれぞれ1例に行われた。初回に心理教育のみ行われたものが2例であった。

転帰においては，4ヵ月以上経過を追えた6例について検討を行ったところ，改善2例，やや改善1例，不変3例であった。

(4) 神経性大食症，非排出型（BN-NP）

a) 一般的事項

当初はAN-Rで発症したが，神経性大食症，非排出型（BN-NP）へ移行した症例は7例であった。すなわち，経過中にむちゃ食いのエピソードが出現するが，定期的な自己誘発性嘔吐や下剤乱用などの排出行動を行わず，体重も標準体重の85％以上を維持している症例群である。発症年齢の平均は14.1 ± 0.6歳であった。全例女性であり，1例のみ初潮未発来であった。7例中5例がダイエットを契機として体重減少が始まっていた。発症状況としては（重複を含む），学校の問題5例，家庭の問題5例，離別3例，身体疾患1例であった。

b) 症状

身体状況は，身長の平均は159.0 ± 5.3cm，最低体重の平均は37.4 ± 5.7kg，最高体重の平均は59.4 ± 8.2kgであった。発症時は全例AN-Rの病像を呈したが，平均12.1 ± 7.8ヵ月後にむちゃ食い症状が出現していた。肥満恐怖は初診時に明確に表明していたものが5例，初診時に肥満恐怖を明確に表明はしないが，点滴などの栄養補給に抵抗を示したり，食事を捨てたりする行動がみられたものは2例であった。やせ願望については，初診時に明確に表明したものはなく，初診時には明確に述べないが後に肯定したものは2例であり，5例は経過中を通してやせ願望について否定した。Body imageの障害は，初診時に明確に表明したものは4例，明確に表明はしないが，重篤な低体重にもかかわらず，そのことに無関心であったり否認を示したものは3例であった。過活動は7例中1例に認められた。食行動の問題として1例に盗食が認められた。また，衝動性の問題として，家出が1例，暴力が1例，自傷が1例，自殺企図が2例に認められた。

c) 随伴症状および合併障害

経過中にDSM-IVの気分障害の診断を満たした症例は5例であった。その内訳は，大うつ病性障害2例，小うつ病性障害2例，双極II型障害1例であった。いずれも摂食障害の発症が先行し，その後気分障害が出現していた。強迫性障害（摂食障害発症前から出現）と転換性障害（心因性視力障害）が合併したもの1例，パニック障害が合併したものが1例であった。経過中2例に「情動不安定」な状態がみられ，1例は極度の退行状態を示した。また，2例が過食期と不食期を繰り返すというパターンを呈していた。

d) 治療，経過および転帰

治療形態としては，当科入院したものが5例，小児科に入院しながら当科に通院したものが1例，当科通院が1例であった。入院治療は不食期（当初のAN-Rの時期）あるいはうつ状態の治療のために行われた。

身体治療としては，入院した5例のうち2例にIVHが行われた。全例に2ヵ月以上の薬物療法が行われた。その内訳は，随伴する抑うつ症状あるいは過食衝動に対して抗うつ薬が投与されたものが6例（有効4例，やや有効1例，無効1例）であり，双極性障害にカルバマゼピン，リチウムが用いられたものが1例（有効），情動不安定な状態にカルバマゼピン，ハロペリドールが用いられたものが1例（無効）であった。精神療法的アプローチとしては，不食期に行動療法的アプローチが行われたものが3例，家族療法的アプローチが行われたものが6例，認知行動療法的アプローチが行われたものが1例，箱庭療法が行われたものが2例，作業療法が行われたものが2例であった。

転帰においては，4ヵ月以上経過を追えた全例について検討を行ったところ，寛解1例，改善5例，やや改善1例であった。

3）各類型の比較

各類型の臨床的特徴の比較を**表6**に示した。男女比は，AN-R群のみに男子が4例認められ4：18であるが，他の3群は女性例のみであった。発症年齢はAN-R群が他群と比較して低年齢である傾向がみられたが統計的有意差はなかった。初診時年齢はAN-R群がAN-BP群とBN-NP群に比べて有意に低かった（$p<0.05$, Scheffeの多重比較）。罹病期間はAN-R群が他群と比較して短い傾向がみられたが統計的有意差はなかった。初診時の身長，最低体重，最低BMI，最低肥満率に関しては4群間に統計的有意差はなかった。

精神疾患の家族負因歴および精神科的合併症の有無に関しては，4群間に統計的有意差はなかった（χ^2検定）。また，経過観察期間についても4群間に統計的有意差はなかった。

転帰を類型別にみたものを**表7**に示した。各類型間でそれぞれMann-WhitneyのU検定を行い，Bonferroniの不等式による修正を行うと（有意水準を0.0083以下とした），AN-R群がAN-BP群に比べて有意に転帰が良いという結果になった（同順位補正後の$p=0.0072$）。

表6　各類型の臨床的特徴

	AN-R (N=22)	AN-BP (N=7)	BN-P (N=8)	BN-NP (N=7)	ANOVA F	p
男女比（男：女）	4：18	0：7	0：8	0：7		
発症年齢（歳）	12.7±1.5	14.1±0.8	13.4±1.0	14.1±0.6	3.823	0.017
初診時年齢（歳）	13.3±1.7*	15.4±0.9	14.8±1.3	15.1±1.2	6.068	0.002
罹病期間（月）	7.1±6.2	15.3±11.9	16.9±12.8	12.6±9.6	2.962	0.044
身長（cm）	151.7±8.9	155.7±3.6	155.8±7.5	159±5.3	1.921	0.142
最低体重（kg）	32.0±6.3	36.6±5.8	37.1±7.7	37.4±5.7	2.309	0.091
最低BMI	13.8±1.7	15.0±1.8	15.2±2.3	14.8±2.0	1.677	0.187
最低肥満率（%）	−26.9±8.0	−27.0±8.5	−24.7±8.8	−27.0±10.3	0.152	0.928
精神疾患の家族負因歴	6／22	2／7	3／8	3／7		
合併症	17／22	5／7	4／8	6／7		
経過観察期間（月）	23.2±29.3	22.0±13.6	23.2±17.3	28.1±17.3	0.083	0.969

Scheffe's F*：p＜0.05（vs AN-BP, vs BN-NP）

表7　各類型の転帰

転帰	AN-R (N=20) N	%	AN-BP (N=5) N	%	BN-P (N=6) N	%	BN-NP (N=7) N	%
寛解	12	60	0	0	0	0	1	14.3
改善	3	15	1	20	2	33.3	5	71.4
軽度改善	3	15	1	20	1	16.7	1	14.3
不変	2	10	3	60	3	50	0	0

3．考察

1）診断に関する問題点

（1）若年発症の定義

「若年発症 early-onset」とは何歳までの発症とすべきなのだろうか。これまでの若年発症の報告においては，15歳以下，14歳以下，13歳以下，12歳以下と多様である。LaskとBryant-Waugh[4]はモノグラフにおいて，若年発症を14歳以下と定義しており，これが現在のところもっとも一般的であると思われる。わが国では，15歳以下の発症とすると，高校生における発症例が多く含まれてしまうため，青年期症例との区別が不明確になる可能性が考えられる。また，12歳以下の発症とすると，症例数がきわめて限定されることになってしまう。以上のことから，本研究ではLaskとBryant-Waughにならい14歳以下の発症を若年発症とした。

（2）診断基準

本研究ではDSM-IV[1]の診断基準を用いた。ただし，操作的診断基準に対する批判が存在す

ることも事実である。これまでの若年発症の摂食障害に関する報告においては、DSM-IVにおける神経性無食欲症の診断基準では、肥満恐怖や月経に関する項目を満たさず、残遺カテゴリーである特定不能の摂食障害に分類される症例が多いなどとされてきたが、果たしてそうだろうか。

　DSM-III-Rまでは、摂食障害は「幼児期、小児期、または青年期に発症する障害」の中の一項目にすぎなかったが、DSM-IVから摂食障害のみで一つのカテゴリーを与えられるようになった。その結果、児童期から成人期までの症例を包含するために、より洗練された、精密な診断基準になったと考えられる。たとえば、Body imageの障害（自分の身体の重さまたは体形を感じる感じ方の障害）の項目では、DSM-IVでは新たに「自己評価に対する体重や体型の過剰な影響、または現在の低体重の重大さの否認」という説明が加わっている。若年発症例では、これまで述べてきたように、Body imageの障害について初診時に明確に表明する症例は多くないが、重篤な低体重にもかかわらず、そのことに無関心であったり否認を示したりする症例は少なくない。そのような症例がBody imageの障害があると判定できるようになったのである。また、無月経の項目でも、DSM-III-Rでは、女性であれば無月経が必須項目であったが、DSM-IVでは、「初潮後の女性の場合は無月経が存在する」と変更され、初潮未発来の症例も診断可能になっている。肥満恐怖についても、初診時においては否認したり、言語化できない症例がみられるが、経過を観察すれば、点滴や経鼻腔栄養に抵抗を示したり、食事を捨てたりする行動によって、肥満恐怖が後から確認される症例も少なくないのである。

　若年発症の摂食障害をより正確に診断するためには、DSM-IVもさらに修正が必要であることはいうまでもない。しかし、現時点ではDSM-IVがもっとも整備された診断基準であるということができ、若年発症の摂食障害の多くは、DSM-IVによって診断可能であると考えられる。また、本研究では、対象症例の多くが経過観察が可能であったため、症状を十分に確認することが可能であった。そのため、対象の44例はすべてDSM-IVの神経性無食欲症と神経性大食症の診断基準を満たした。

2）各類型の臨床的特徴
（1）神経性無食欲症、制限型（AN-R）

　発症から最終診断までAN-Rの状態が持続した症例群である。全般的な特徴としては、AN-R群はAN-BP群、BN-NP群に比べて初診時年齢が有意に低かった。ここでは、発症契機としてダイエットが明らかではなかった症例を「非ダイエット群（15例）」、ダイエットが明らかであった症例を「ダイエット群（7例）」と大別して検討してみたい。

　「非ダイエット群」は発症年齢の平均が12.2 ± 1.5歳であり、「ダイエット群」（13.7 ± 0.9歳）に比べて有意に（$p < 0.05$, t検定）低年齢であった。彼/彼女らは学校や家庭でのストレスを契機として食欲が低下し、体重が減少する。ダイエットを意図しておらず、「何となく、知らないうちに食欲が低下した」と述べることが多い。肥満恐怖を明確に言語化することは少ないが、体重増加の試み（食事指導、点滴、経鼻腔栄養、IVHなど）には抵抗を示す。「何故だかわからないが体重が増えることが恐い」と述べることがある。やせ願望は言語化しないことが多い。また、

Body imageの障害を言語化することは少ないが，現在の低体重の重篤さに対して無関心であったり，否認を示すことが多い。過活動，衝動性は目立たない。随伴症状として，腹痛，嘔気などの身体症状を伴いやすい。きっかけとして感冒，肺炎などの身体疾患が先行し，引き続いて摂食障害が発症するという経過をとる場合がある。身体的には重篤な症例が少なくなく，入院治療が中心であり，IVHをせざるをえない場合もまれではない。経過中に小うつ病性障害と強迫性障害が合併することが多い。転帰は良好な症例が多かった。

「ダイエット群」は神経性無食欲症の典型的な病像を呈する。「非ダイエット群」より発症年齢が高く，青年期以降の症例とほぼ同様の病像を示すことが多い。肥満恐怖を明確に言語化し，やせ願望も存在することが少なくない。また，Body imageの障害も明確に言語化する場合が多い。過活動を呈する症例も少なくない。衝動性は目立たない。「非ダイエット群」と同様に身体的には重篤な症例が少なくなく，入院治療が中心であり，IVHをせざるを得ない症例もみられる。小うつ病性障害を合併することも少なくない。しかし，行動療法的アプローチが適応の症例が多く，治療は比較的順調に経過することが多い。転帰は良好な症例が多かった。

(2) 神経性無食欲症，むちゃ食い/排出型（AN-BP）

当初はAN-Rで発症するが，途中からむちゃ食いおよび自己誘発性嘔吐・下剤乱用などの不適切な代償行動を繰り返しながら，正常体重の85％以下の体重を維持し続ける症例群である。全例ダイエットを契機に発症している。肥満恐怖，やせ願望，Body imageの障害が強く，明確に言語化する症例が多い。青年期以降の症例の病像と近似している。感情は不安定で，衝動性が強く，自殺企図，自傷行為，暴力などを起こしやすい。詳しくは後述するが，これらの症状は元来の性格だけでは説明がつかず，重篤なやせによる生物学的な要因が加わり，より複雑化，難治化している印象がある。生命に危機的なほど身体的に重篤な症例は少なく，IVH治療は1例も行われていない。入院治療は，精神症状の治療，あるいは衝動行為に対する緊急避難的意味合いが強い。経過中に気分障害が合併することが多い。転帰は不良な症例が多かった。

(3) 神経性大食症，排出型（BN-P）

経過中にむちゃ食いのエピソードと自己誘発性嘔吐・下剤乱用などの不適切な代償行動が出現するが，体重は正常体重の85％以上を維持している症例群である。全例ダイエットを契機に発症している。AN-BPと同様に，肥満恐怖，Body imageの障害が強く，明確に言語化する症例が多い。やせ願望は存在するが明確には表明しない。青年期以降の症例の病像とほぼ同様である。感情は不安定で衝動性が強い。盗食や万引きなどの問題行動が目立つ。経過中に気分障害が合併することがまれではない。また，過食期と不食期を繰り返す症例が2例認められた。AN-Rの時期にIVHを施行された症例が1例みられたが，入院治療は，随伴する精神症状（たとえば，大うつ病性障害など）の治療が目的の場合が多い。転帰はAN-BPと同様に不良な症例が多かった。

(4) 神経性大食症，非排出型（BN-NP）

AN-R経過中に，むちゃ食いのエピソードが出現するが，定期的な自己誘発性嘔吐や下剤乱用などの排泄行動は行わず，体重も正常体重の85％以上を維持している症例群である。肥満恐怖，Body imageの障害は存在するが，やせ願望は無いか，あっても軽度である。病像は青年期以降

の症例に近似する。AN-R発症後，治療によって体重が増加していくにつれ，初期の頃の肥満恐怖は自然に消失していくことが多い。衝動性として，自殺企図や自傷，家出などが存在する場合があるが，合併する精神障害（うつ病性障害，強迫性障害など）の症状の一つと考えられることが多かった。経過中に気分障害が合併することが多く，過食期と不食期を繰り返す症例が2例認められた。AN-Rの時期にIVHを施行された症例が2例みられたが，入院治療は，随伴する精神症状の治療が目的の場合が多い。重篤なやせという生物学的な要因が少ないため，摂食障害と合併障害が比較的明瞭に区別できることが少なくなかった。転帰は良好な症例が多かった。

3）合併障害

(1) 気分障害

対象症例44例のうち25例（56.8％）が気分障害を合併していた。その内訳は，大うつ病性障害5例，小うつ病性障害18例，双極II型障害2例であった。これらはいずれも単に飢餓状態に付随する症状ではなく，体重がある程度回復した後も持続していたものである。なお，小うつ病性障害という診断名は，DSM-IVでは今後の研究のための基準案として記載されているものであるが，児童・青年期の気分障害は軽症例が多いため，この診断名の使用が必要であった。

摂食障害とうつ病性障害のcomorbidityに関するこれまでの報告をまとめると，神経性無食欲症では調査時に48～62％の患者がうつ病性障害を合併しており，生涯罹患率は48～69％となっている。一方，神経性大食症では調査時に40～62％の患者がうつ病性障害を合併しており，生涯罹患率は52～63％となっている。以上のことから，当科における摂食障害と気分障害の合併の割合もおおむね妥当な値であると考えることが可能である。

対象症例において，神経性無食欲症（AN-RおよびAN-BP）では29例中17例（58.6％）が気分障害を合併し，神経性大食症（BN-PおよびBN-NP）では15例中8例（53.3％）が気分障害を合併しており，ANとBNで有意な差はみられなかった。また，気分障害の合併の有無と転帰との関連についても，有意な差はみられなかった。

(2) 強迫性障害

対象症例の中で強迫性障害を合併していたものは7例（15.9％）であった。いずれの強迫症状も食物へのとらわれなどの摂食行動に限定された内容ではなく，DSM-IVの診断基準を満たすものであった。強迫症状の内容は，手洗い5例，儀式・確認行為3例，整理整頓2例などであった。特徴的なことは，AN-Rに強迫性障害が合併したものが7例中6例を占めたことである。AN-Rの患者の中には，その他にも4例において摂食行動に限定された強迫症状（食物に関することで頭が一杯になる）やチック（強迫的にげっぷを出してしまう）が認められた。AN-Rと強迫性障害との関連が注目されるところである。

摂食障害と強迫性障害の関係について検討してみると，AN-Rに強迫性障害が合併した6例のうち3例は体重減少が深刻になるにつれ強迫症状も強くなり，体重の回復に伴って軽減するという経過をとり，残りの3例は体重が増加して摂食障害が改善した後に強迫性障害が発症していた。またBN-NPに強迫性障害が合併した1例では，強迫性障害は摂食障害発症前から存在しており，

摂食障害の経過と強迫性障害の重症度に関連はなかった。

(3)「情動不安定」な状態について

先に述べたように，本研究の対象症例は発症が14歳以下であったため，人格障害という診断名は用いなかった。また，摂食障害に合併するといわれる人格障害，とくに境界性人格障害が，固定したものであるのか，変動し改善するものであるのかについては，議論のあるところであり，いまだに結論はでていないといえよう。

今回の対象症例においては，経過中に感情不安定な状態が持続し，自傷行為などの衝動性が顕著で，対人関係が不安定であった「情動不安定」な症例は7例（15.9%）であった。その内訳は，AN-R 1例（No. 36），AN-BP 2例（No. 25, 44），BN-P 3例（No. 9, 24, 33），BN-NP 1例（No.38）であった。

このうち，身体状況の改善，過食衝動の減少，排泄行動の減少，抑うつ状態の改善など，摂食障害および合併障害の改善にともない，「情動不安定」な状態が明らかに改善した症例が2例，治療前に比べ目立たなくなった症例が2例であった（改善2例，やや改善2例，不変3例）。本研究は，系統的な予後調査を行ってはいないため，「情動不安定」がその後再び出現したかどうかについての正確な情報は得られていない。しかし，少なくとも経過観察期間においては，「情動不安定」な状態は，摂食障害および合併する抑うつ状態の改善に伴い改善した症例が認められた。このことは，摂食障害の合併症として人格障害と診断されるものの一部は，人格障害というより病像として考える方が妥当であるということができるだろう。

4）経過および転帰

図4に初回のみで転院または中断した6例を除く38例の診断の推移と臨床経過を示した。当初は全例AN-Rで発症した。そのうち15例が寛解（12例）あるいは改善（3例）し，AN-Rのまま経過した症例は5例（軽度改善4例，不変1例）であった。AN-RからAN-BPに移行した症例は5例であり，そのうち1例が改善し，4例がAN-BPのまま経過した（軽度改善1例，不変3例）。AN-RからBN-Pに移行した症例は6例であり，そのうち2例が改善し，4例がBN-Pのまま経過した（軽度改善1例，不変3例）。AN-RからBN-NPに移行した症例は7例であり，そのうち6例が寛解（1例）あるいは改善（5例）し，1例がBN-NPのまま経過した（軽度改善）。病型移行期間の平均は11.1±7.0ヵ月であった（AN-BP：11.7±8.7ヵ月，BN-P：10.5±5.3ヵ月，BN-NP：12.1±7.8ヵ月，3群間に有意差はない）。すべての症例において十分な転帰調査が行われたわけではないので，その後の経過に変化がみられた症例もあるかもしれないが，若年発症摂食障害の経過の概観をつかむことはできたと思われる。

38例の転帰は，寛解14例（36.8%），改善11例（28.9%），やや改善5例（13.2%），不変8例（21.1%）であった。類型別に転帰をみると，AN-R群はAN-BP群に比べ有意に予後が良かった。概観すると，AN-R群とBN-NP群がおおむね良好な転帰であり，AN-BP群とBN-P群が不良の転帰ということができるだろう。ただし，上に述べた転帰の判定は，さまざまな時点における転帰の単純な総和にすぎないともいえるし，治療途中における脱落群を含んだものでもあ

```
神経性無食欲症, 制限型    →  AN-Rのまま (20)
AN-R (38)                   寛解12, 改善3, 軽度改善4, 不変1

                         →  AN-BPに移行 (5)
                            改善1, 軽度改善1, 不変3

                         →  BN-Pに移行 (6)
                            寛解1, 改善1, 軽度改善1, 不変3

                         →  BN-NPに移行 (7)
                            寛解1, 改善5, 軽度改善1
```

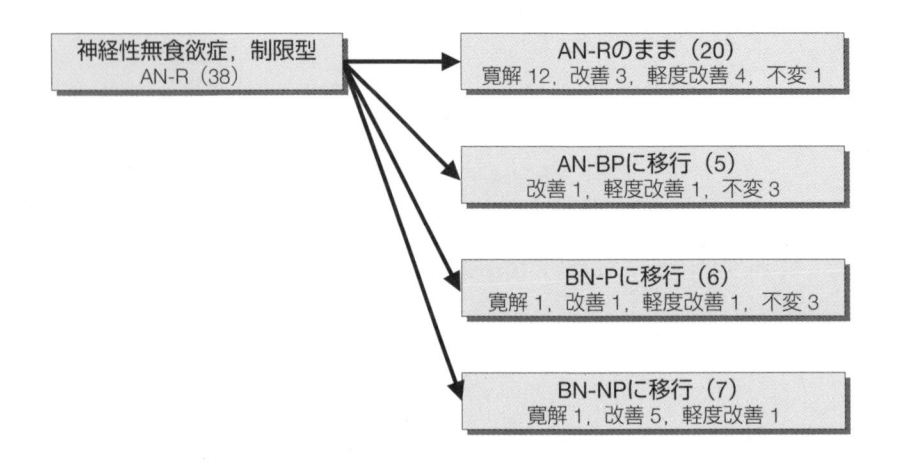

図4 子どもの摂食障害の臨床経過

る。また，平均観察期間は初診後 23.9 ± 24.2 ヵ月，発症後 33.3 ± 25.7 ヵ月であり，若年発症摂食障害の短期経過ということになる。したがって，今回の結果は，若年発症摂食障害の確実な予後を予測するのには限界があることを述べておかなければならない。今後，系統的な転帰調査によって検証していく必要があるだろう。

4. まとめ

① 14歳以下の年齢で発症した若年発症の摂食障害患者44例の診断分類，臨床的特徴，治療，経過および転帰について検討を行った。

② 若年発症の摂食障害は，摂食障害症例全体の12.5％を占めていた。発症年齢の平均は 13.3 ± 1.4 歳，罹病期間は平均 11.1 ± 9.8 ヵ月であった。

③ 全症例が当初は神経性無食欲症，制限型で発症した。最終診断はAN-R 22 例，AN-BP 7 例，BN-P 8 例，BN-NP 7 例であった。類型別にみると，初診年齢はAN-R群がAN-BP群とBN-NP群に比べて有意に低かった。

④ AN-Rは非ダイエット群とダイエット群に大別できた。AN-R・非ダイエット群は肥満恐怖，やせ願望，Body image の障害を言語化することは少ないが，体重を増やそうとする治療には抵抗を示すことが多かった。若年発症の摂食障害においてもっとも特徴的な症例群であると考えられた。AN-R・ダイエット群，AN-BP，BN-P，BN-NPは青年期以降に発症する症例とほぼ同様の病像を示した。

⑤ 摂食障害経過中に32例（72.7％）が合併障害を有した。気分障害が25例，強迫性障害が7例と多かった。統合失調症へ移行した症例が3例認められた。

⑥ 転帰は，寛解14例（36.8％），改善11例（28.9％），やや改善5例（13.2％），不変8例（21.1％）であった。類型別にはAN-R群がAN-BP群に比べて有意に良好な転帰を示した。

■ 文　献

1) American Psychiatric Association : Diagnostic and Statistical Manual of Mental Disorders, 4th edition (DSM-IV). American Psychiatric Association, Washington, DC, 1994（高橋三郎，大野裕，染矢俊幸訳：DSM-IV精神疾患の診断・統計マニュアル．医学書院，東京，1995）
2) 傳田健三：若年発症の摂食障害に関する臨床的研究．児童青年精神医学とその近接領域, 43（1）: 30-52, 2002
3) 切池信夫：摂食障害―食べない，食べられない，食べたら止まらない―．医学書院，東京, 2000
4) Lask B & Bryant-Waugh R : Childhood onset anorexia nervosa and related eating disorders. Hove, UK. Psychology Press, 1993

第 4 章

実際の症例とその精神病理

A. 症例呈示

B. 子どもの摂食障害の精神病理

第4章 実際の症例とその精神病理

A. 症例呈示

1. 神経性無食欲症，制限型：非ダイエット群（AN-R）

症例D：男子，初診時10歳1ヵ月，小学4年生

主訴・主症状：食欲が低下し，体重が減少する。

家族歴・生育歴：父親は41歳，会社員で温和，非社交的な性格であった。母親は41歳，専業主婦で几帳面，敏感な性格であり，干渉的な養育をしたと自ら述べる。中2の姉は快活で成績は優秀。Dは内向的，几帳面，頑固な性格であった。

現病歴：小学4年の4月，父親の転勤に伴い大阪から札幌へ転居した。5月初め頃から悪夢にうなされ母親と一緒に寝るようになった。転校後，学級委員長やサッカー少年団の学年責任者を任され負担に感じていたという。6月上旬，感冒に罹患。症状が改善した6月中旬より，とくに誘因なく食欲が低下した。7月中旬，食欲は改善せず水分も摂れなくなったため，7月15日市内総合病院小児科へ入院した（23kg，-23％）。点滴を行ったところ，夏休みに入ってから少しずつ食べられるようになったため，2週間で退院した。

8月下旬，2学期が始まってから再び食欲が低下し，学校へも行き渋るようになった。8月31日には全身衰弱がいちじるしいため同院へ再入院した（21kg，-30％）。入院後，経口から水分，食物は一切摂取できず，涙もろい，気力が出ない，TVも見たがらないなどの症状が出現したため9月4日当科を初診した。以後，同院小児科に入院しながら当科への通院を始めた。

小児科入院後の経過：当科初診時は自発的に話をせず，治療者の問いかけに対しても最小限の返答に終始した。それ以後もなかなか治療関係は深まらなかった。入院後も水分，食物はまったく摂取できないため，本人，家族の同意を得て9月5日より経鼻腔栄養を開始した。経鼻腔栄養開始後3日目から徐々に元気が出てきて，TVを見たり勉強をしたりするようになった。ところが9月中旬より，流動食をトイレに流したり，食物を捨てたりする行為が目立つようになった。10月6日，本人が「胃チューブを抜いてくれたら食べるから」と強い希望を述べたため，胃チューブを抜去したところ自力摂取が可能になった。

11月中旬より再び摂食量が低下した。11月下旬には水分，食物ともに摂取不能になったため，本人，家族の同意のもと中心静脈栄養IVH（24時間点滴）を施行した。施行直後から，母親に対して以前にはなかった甘えた態度を示すようになった。その後，母親に対してべったり甘える一方，思い通りにならないと反抗的になったり，物にあたったりするようになった。そこで，母親の付き添いを少しずつ減らしたり，父親が交代する形に変更していった。当初母親が少しでもいないと寝込んだり，寂しがって泣いたりしたが，次第に慣れていった。

翌年1月より徐々に経口摂取に切り替え，2月中旬にはほぼ全量摂取可能となった。3月1日にIVHを抜去した。このころから母親に対し自然で素直に甘える場面が認められるようになり，何に対しても意欲的に取り組めるようになった。3月15日退院となった。退院後まもなく，再び大阪へ転居することが決まり，3月末に転医となった。

その後の経過としては，摂食に関しては問題ない状態が続いたが，摂食の回復に交代するように強迫性障害（洗浄強迫，確認強迫）が出現した。家庭内では，母親に対してやや両価的な面がみられるが，経過はおおむね良好であるという。

2. 神経性無食欲症，制限型：ダイエット群（AN-R）

症例E：12歳，女性，中学1年生
主訴：食べることができない。
家族歴・生育歴：父方祖父母，両親，兄，E，妹との7人暮し。母親と祖母はいさかいが多かった。Eは几帳面，自制的。手はかからなかったが要領は悪かったという。
現病歴：中学1年生になって，私立の進学高校をめざして猛勉強を始めた。塾にも通うようになったが，思うように成績が上がらないことに焦りを感じ始めた。月経はこの頃止まった。そんな時，同級生の男子から「太っている」と言われ，やせたいと強く思うようになった。

間食を止めたところ3ヵ月で3kg体重減少。7月から体重が減ることに充実感を感じるようになり，1日の食事を1500kcalと決め，長時間の縄跳び，マラソンを始めた。8月には35kg（標準体重の－28％），10月には30kg（標準体重の－35％）となった。

30kgになってやせを自覚したが，食べようと思っても食べられなくなっていた。「このままでは死んでしまうのではないか」との不安と同時に，「太ることが恐い」という葛藤が強まった。情緒的にも不安定になった。10月下旬には28kgに減少し，階段を上るのが困難になり，勉強も手につかなくなった。11月に入ると食事も水分もまったく摂取できない状態となり，11月初旬当科を初診し，即日入院となった。入院時体重は26kg（標準体重の－43％）であった。
治療経過：入院直後より末梢からの点滴を開始した。しかし，経口からはまったく摂取できない状態なので，入院3日目より本人，家族の同意のうえ中心静脈栄養IVH（24時間点滴）を施行した。食事は無理には勧めず，当初はIVHからの栄養を中心とした。またEと合意の上で，行動療法的に体重増加に合わせた段階設定を行い治療目標とした。すなわち，何kgになったら外出可能，何kgになったら外泊可能という目標設定を行ったのである。治療関係は比較的速やかに成立し，病態やIVHの説明に対してもおおむね納得し，治療意欲も十分認められた。

IVHによる体重増加にしたがって，次第に食欲も出現してきた。しかし12月末に35kgになると，体重増加に対する不安が出現し，食欲低下，情緒不安定，活動性の亢進が認められた。本人との面接を頻回に行い，家族を交えた話し合いを繰り返し，治療に対するモチベーションを高めることにつとめた。12月末，目標の40kgになり，食事も全量摂取できるようになったためIVHを抜去した。その後，復学への焦り，同年代の男子患者との交際，母親と祖母との確執，進学の問題などが顕在化し，そのたびに，情緒不安定，食欲の低下を呈したが，支持的なアプローチと家族を交えた話し合いを行うことで対応した。翌年3月14日退院となった。その後の経過は順調である。

3. 神経性無食欲症，むちゃ食い/排出型（AN-BP）

症例F：女子，初診時14歳，中学2年生
主訴：過食，嘔吐，体重減少，気分の落ち込み
家族歴・生育歴：両親，妹との6人暮らし。4人姉妹の長女で，「しっかりした，頼りがいのある子」として育った。両親は理容店を経営しているため，夕食は学校から帰宅後，午後3時頃に家族全員でとり，仕事が終わった午後9時以降にもう一度夜食を食べるという変則的な食生活であった。Fの性格は内向的，完璧主義的傾向が強く，友人は少なかった。両親が仕事をしている間，Fは妹たちの身の回りの世話，勉強の相手，家事を任された。実際には母親に甘えたいこともあったが，我慢を強いられたという。
現病歴：中学1年の4月，健康診断の体重測定で標準体重を超えていたことをクラスメイトにからかわれたため，軽い気持ちでダイエットを始めた（157cm，50kg）。当初，午後3時の夕食を抜いたところ，6ヵ月で10kgほど体重が減少した（39kg，-16.7％）。過活動となり，何でもできるような気がしたという。勉強もはかどり成績も上位となった。ところが，中2の4月頃から，夕方空腹でイライラして，夜食を食べ過ぎてしまうようになった。体重が若干増えてしまったため，水を飲んで吐くということを繰り返すようになった。こうすると，空腹感やイライラがおさまり，すっきりしたという。夜食も吐くようになったため，体重はさらに減少し，中2の12月には35kg（-29.3％）となった。次第にイライラすると過食しては嘔吐するというパターンができあがってしまい，回数も増えていった。また，家庭内でそれまで「良い子」であったのが，一転してわがままとなり，母親にべったりと甘えたり，逆に反抗的になって泣き叫んだりするようになった。同時に，このころからめまい，立ちくらみが出現し，体育の授業中などに転倒することが頻発するようになったため，小児科で治療を受けるようになった。体重減少が続くため，小児科からの紹介で中2の2月，当科を初診した（初診時157cm，39kg，-21.2％）。

初診時は笑顔を交え，はきはきと症状を述べることができるが，表面的な印象であった。摂食障害に加えて，興味関心の低下，集中力減退，気力低下，中途覚醒，早朝覚醒，日内変動などの軽度の抑うつ状態の合併も認められた。

外来治療の経過：「3食きちんと摂り，夜食も食べること」「食事日記をつけること」を指示し，薬物療法としては，選択的セロトニン再取り込み阻害薬SSRIであるフルボキサミン25mg

を投与した。外来の診察場面では，表面的な応対に終始し，服薬後抑うつ状態は比較的速やかに改善し，過食・嘔吐も減少したと述べた。しかし，家庭内では，とくに母親に対してベッタリ甘えたり反抗的になったりという両価的な面が顕著となっていった。母親の話では，過食・嘔吐はいっそう激しくなり，感情の不安定さも強く，思い通りにいかないと，母親や妹に暴力的になることもあったという。体重は30kg台後半を推移していた。

　中3の4月の定期テスト後，急激に気力低下，集中力減退，抑うつ気分が強まった。進学校への受験を控え，焦燥感も加わった。過食・嘔吐も激しくなり，自分でコントロールすることが困難になった。そのような状態で，過食しようと大量の菓子やパンを買ってきたところを父親に見つかり，強く叱責された。その直後，自責感，自己嫌悪，自殺念慮が強まり，家を飛び出し，河川の橋から飛び降りようとしているところを通行人に取り押さえられ，警察に保護された。抑うつ気分，自殺念慮が強いため，当科に入院となった。

　入院後の経過：入院後，抑うつ気分，意欲低下，自殺念慮が強いため，フルボキサミンを150mgまで増量した。抑うつ状態は比較的速やかに改善し，表面的には落ち着いた状態が続いた。過食衝動は抑えることができていたが，食事量は少なかった。しかし，外泊で家に帰ると過食・嘔吐が頻回であったという。過食後は後悔の気持ちが強く，絶望的になって，母親や妹にあたってしまうこともみられた。

　また，退院をめぐって母親と電話で口論となり，母親から突き放されたようなことを言われたことをきっかけに，絶望感に襲われ，無断離院して病院近くのスーパーで過食・嘔吐し，その後車に飛び込もうとするというエピソードがみられた。その後も，母親とのトラブルを契機に手首を切ったりすることが続いた。

　約1年間の入院の後，高校入学を契機に3月末に退院し，外来通院を始めたが，家にいても毎日過食・嘔吐を繰り返し，母親や妹にあたって，不安定な状態が続いた。高校が始まっても登校できず，自殺をほのめかす言動がたえないため，家族も疲労困憊し，高1の5月に再入院となった。

　その後はデイケアを中心とした小集団における適応を模索しているが，いまだに安定した社会適応は得られていない。

4. 神経性大食症，排出型（BN-P）

　症例G：女子，初診時15歳，高校1年生
　主訴：過食，嘔吐
　家族歴・生育歴：父親（49歳，公務員），母親（50歳，専業主婦），Gの3人家族。両親は不仲で，母親は子どものために同居しているのだと述べる。母親はGに対して，早く自立するように，なるべく甘やかさず，あえてスキンシップもしなかったという。そのため，Gは小さい時から大人びて，甘えない子どもとして育った。母親自身もかなりやせた体型をしている。
　現病歴：中学2年生頃から，自分は太り気味であると感じてダイエットを始めた（169cm，57.4kg）。数kg減量しては元に戻ることを繰り返していた。減量は昼食を摂取せず，菓子類を制

限する方法であった。この時点では嘔吐はなかった。

　中3の12月上旬，受験勉強のストレスからダイエットを徹底させようと考え，毎食パン1枚のみとした。1ヵ月で4.4kgやせたため，家族も気づき，父親が注意，叱責した。そこで，1月から食事を通常量に戻したところ，過食の衝動が強くなって，抑えることができなくなってしまった。夕食後に約1時間をかけて菓子パン5〜6個，スナック菓子2〜3袋，ペットボトル1本を飲食し，その後，自己誘発嘔吐を行うようになった。それ以降，過食・嘔吐は毎日長時間にわたって行われるようになった。

　高校は，志望の進学校に入学した。勉強をほとんどしなくなったため，父親は再び強く注意・叱責をするようになった。それに反応するかのように過食・嘔吐がいっそう増強した。具体的には，放課後，過食のためのパン，菓子類を大量に買って帰宅し，父親が帰宅する前に過食・嘔吐を行う。夕食がまた過食につながってしまい，夜にもう一度嘔吐するというパターンであった。過食が激しくなると，若干体重が増加してしまうので，しばらく，体重を減らすために拒食傾向が続く。体重が少し減少すると，再び過食・嘔吐が激しくなるという周期を繰り返した。

　父親は「過食・嘔吐を繰り返すのは母親のせいだ」と母親を攻撃するようになり，両親の関係はさらに悪化した。母親もどうしてよいかわからず，過食・嘔吐を何とかやめて欲しいと懇願する一方，Gに食物を買うお金を与えたり，食物の買い物につきあったりするという矛盾した行動をとったりした。高校1年の7月，当科を初診した。

　治療経過：Gは上記の状態を淡々とした感じで，冷静にかつ的確に述べた。勉強をする気にはならず，趣味のインターネット，読書，友人とのショッピングも楽しめない状態であった。軽度の睡眠障害も存在しており，学校は何とか休まず通うことができてはいるが，軽度の抑うつ状態が認められた。当初Gは，「過食・嘔吐に2時間位かかってしまうこと以外はとくに困っていることはない。治したい気持ちもあるが，ストレス発散など自分にプラスになっている面もある」と述べた。治療の動機づけは不十分だが，服薬と通院は納得した。SSRIのフルボキサミンを服用すると抑うつ状態は比較的速やかに改善した。過食の衝動に対しても有効であり，過食，嘔吐の回数は半減した。抑うつ状態が改善し，過食・嘔吐が減少すると，客観的に自分の状態や家族の関係をみることができるようになり，治療の動機づけが高まった。

　そこで食事日記をつけてみることを提案した（**表1**）。食事の状況，食事の内容，気分・考え，行動などを書いてもらい，それをもとに面接を行うことになった（認知行動療法）。当初は，ステップ1として，自らの症状を把握すること，ステップ2として，3食をきちんと摂って間食をやめることをアドバイスした。3食をきちんと食べるようにすると，自然に過食の衝動は少なくなっていった。とくに，朝食と昼食を少し多くとると，夕方の過食の衝動は減少していった。

　次に過食・嘔吐をやめるために，学校から帰るときは母親に迎えに来てもらうことによって，コンビニで大量のお菓子やパンを買うことを止めることができた。家にもお菓子や甘いものを置かないように注意した。そのような食生活に変更してみると，3食をきちんと食べているにもかかわらず，むしろ体重は少し減少していた。過食していたときは食べ物をすべて吐くことができず，吸収されたものがかなりの高カロリーだったことに気づいていった。

表1　食事日記

食事の状況 いつ、どこで、何を食べたか	食事の内容 何を食べたか なるべく具体的に、カロリーは？	気分・考え どんな気分か？ どんな考えか？	行動 どんな行動をしたか？
AM 8:00 自宅で 朝食として	水 100cc 食パン1/2枚	空腹感，憂うつ 気力がでない， 学校へ行きたくない	学校へ遅刻
PM 0:30 学校で 昼食として	ウーロン茶 250cc 菓子パン1個	集中力が出ない 過食の衝動	過食を我慢 学校の帰りに大量のお菓子，パンを買う
PM 4:00 自宅で おやつとして	コンビニで買ってきた菓子パン5個，チョコレート4箱，スナック菓子3袋を一気に食べる。 清涼飲料水ペットボトル3本（1500cc）	過食・嘔吐後に罪悪感，気分の落ち込み，自己嫌悪	過食後に嘔吐
PM 7:00 自宅で 夕食として	ご飯をお茶碗1杯 焼き魚1切れ 野菜サラダ1皿 お吸い物1杯，お茶1杯	空腹感は強いが我慢して少なめの食事。 太ったのではないかという不安・恐怖	自室で腹筋運動30回，腕立て伏せ20回，踏台昇降30分

ステップ1：自らの症状の把握
ステップ2：「3食きちんと摂ること」の確立
ステップ3：嘔吐・下剤・利尿剤などを止める
ステップ4：過食に代わる活動をみつける
ステップ5：問題解決技法を応用する

　過食や嘔吐が減ると，憂うつになったり，罪悪感や自己嫌悪に陥ることもほとんどなくなり，気分に関してもほぼ本来の状態に回復していった。現在も，認知行動療法的アプローチと薬物療法を中心に治療継続中である。症状はほとんどなくなり，今は看護師になるために大学入試に向けて勉強に励んでいる。

5. 神経性大食症，非排出型（BN-NP）

　症例H：女子，初診時14歳，中学3年生
　家族歴・生育歴：両親，姉（20歳），兄（17歳），Hの5人暮らし。母親が抑うつ状態で精神科通院歴がある。元来，明朗活発な性格で友人も多かった。成長・発達に問題はなかった。母親

はやや過干渉な印象を受けるが，家族関係にとくに問題は感じられない。

　現病歴：中学3年の4月頃から（当時153cm, 43kg, －8.5％）摂食量が徐々に減少していった。塾での陰湿ないじめがきっかけであったという。Hはダイエットはしていないと主張するが，母親によると，従来の米食を本人がパンにして欲しいと希望し，摂食量も明らかに減少したという。次第に体重が減少し，それに伴い全身倦怠感，めまい，頭痛などが出現したが，日常生活に大きな支障はなく，学校にも休まず通学していた。6月に入り体重減少が著明となったため（32kg, －31.9％），総合病院小児科を受診したが，検査上問題がなく加療されなかった。このころより家庭において口数が減り，態度がかたくなになる一方で，時に子どものように駄々をこねたり，わがままを言ったりと，とくに母親に対する両価的態度が目立つようになってきた。その後，別の総合病院小児科を受診したところ，検査目的で入院を勧められ，7月末に12日間の入院をしたが，検査および摂食行動の把握が主体で，とくに治療はなされず，退院時はさらに体重が減少した。

　退院後も同院外来でフォローされていたが，摂食状況は改善されず（1日パン1個，水コップ1杯程度），体重減少はいっそう著明となり，それに伴って不安定な言動や退行状態もいちじるしくなっていった。このため，8月上旬に当科外来を紹介された。受診時，体重は26kg（－44.7％）であり，生命的に危険な状態と判断されたため，即日緊急入院となった。

　入院治療の経過：入院時，治療契約としてとりあえず30kgまでの体重増加を受け入れたものの，数日後には「太らずに食べれるようにしてほしい」と訴えるなど，肥満恐怖は存在していた。しかし，明確なやせ願望は認めず，過食・嘔吐もみられなかった。体重減少に伴って，気力の低下，興味の喪失，抑うつ気分が認められ，軽度の抑うつ状態を呈していた。また，自分の意にそぐわないと，赤ん坊のように泣き騒いで話を聞き入れようとしないなど，年齢に比して幼く退行した状態であった。

　入院後，身体管理を目的として末梢からの点滴およびIVHが施行され，スルピリドが処方された。当初は「食事を全部食べるから点滴をはやく抜いて欲しい」と泣いて訴えるなど情緒的に不安定であった。しかし，クロナゼパム追加投与後は，体重増加に伴って情緒的にも安定するようになり，当初みられた年齢不相応に退行した状態も徐々にかげをひそめていった。肥満恐怖などの病理性も体重増加とともに消失し，途中からは入院時のとりあえずの目標であった30kgを越えて，自ら40～45kgまでの体重増加を希望するようになった。IVHは比較的早期に経口摂取に切り替えることが可能であった。また，言語的アプローチのみでは治療が深まらないため，9月から箱庭療法を導入した。その後も，毎週末の外泊を繰り返して，順調な体重増加と情緒的安定を維持しながら経過していった。

　一方で，それと入れ替わるように，盗食や隠れ喰いといった問題行動が明らかになってきた。このため，背後にある過食衝動に対して，スルピリドをクロミプラミン75mgに変更した。それ以来，過食衝動はかなり抑制されるようになり，盗食・隠れ喰いなどの問題行動は消失した。11月には体重の回復（40kg）にともなって初潮が発来したが，嫌悪感を示すこともなく，むしろ喜びを表していた。その後も，全身状態および精神状態ともに良好に経過し，摂食状況は問題な

く改善され，体重も43.7kg（－7.0％）にまで増加したため，12月12日退院となった。退院時処方はクロミプラミン100mg，クロナゼパム1.5mgであった。

外来治療の経過：退院後も順調に学校に適応することができた。しかし，1月にクロミプラミンを50mgに減量した頃から過食傾向となり，体重も1月10日（48.3kg），1月29日（51.5kg），2月28日（56kg）と急激に増加した。2月からは本格的なむちゃ食いが出現し，短時間に大量の菓子類を食べてしまうようになった。自分でもコントロールがつかないのが苦しいと述べたが，体重増加はあまり気にならなくなっていた。嘔吐およびその他の排出行為はなかった。クロミプラミンを100mgに増加し，暇な時間を作らずに手紙を書いたり，他のことをするように心がけたところ，過食は著明に減少した。高校も私立高校への入学が決まった。

高校入学後はバスケットボール部に入部した。忙しくて過食することもなくなってきたという。抗うつ薬のみ忘れることが多くなっていった。次第に薬物を減量していき，高1の9月からは抗うつ薬を中止して経過観察とした。以後，摂食の問題はまったくなく，順調に経過している。

B. 子どもの摂食障害の精神病理

1. 神経性無食欲症，制限型（AN-R）

神経性無食欲症，制限型を「非ダイエット群」と「ダイエット群」に分けて，それぞれの精神病理を検討してみたい[1,2]。しかし初めに，両群がまったく異なった精神病理を背景に持つものではなく，実際の症例においては，両群が双方の力動を併せ持っていることも少なくないことを述べておきたい。2つの心性の一方をそれぞれがより強く示しているという前提で論を進めたいと思う。

「非ダイエット群」の症例は「ダイエット群」よりも低年齢である。そのため，自己の真の感情をうまく表現することができない。彼/彼女らは，学校や家庭におけるストレスを契機として一時的に食欲が低下する。そして，食事を摂らないことが持続すると，そのことが結果的に家族および周囲の目を患者に引きつけ，家族を振り回し支配する力を持ってしまう。また，ストレスフルな状況から引きこもることは，一時の安息を患者に与え，二次的な疾病利得の意味をもたせてしまう。そのようにして食欲不振という身体症状が強化，固定化される結果，一層病態が重症化していくと考えられる。いわゆる心身症の病態形成と共通点をもつといえよう。

治療的アプローチとしては，身体管理を十分に行いながら，家族療法的アプローチを組み入れていくことが重要である。低年齢でもあり，入院当初は母親が付き添うことが必要な場合もあるだろう。まず，ストレス状況から患者を引き離し，十分な休養をとらせる必要がある。そして，構造化された保護的な環境のもとで，良好な母子一体感を体験することが，悪循環的にこじれた母子関係を修復する契機となる場合が少なくない。治療者も母子関係の現実を観察しながら，なるべく具体的な問題についてアドバイスをしていく必要がある。

一方「ダイエット群」の症例は，「非ダイエット群」と同様に学校や家庭でのストレスを契機

に発症する。多くの症例に学校での挫折体験や家庭での喪失体験などが存在する。ダイエットの試みは，このような挫折体験や喪失体験に対する空虚感の充填，傷心の癒しの意味があるのかもしれない。ダイエットが計画通り進み，体重が減少すると，患者には充実感や達成感が生じ，挫折や喪失による精神的ダメージが癒されるように感じられ，ダイエットを追求すれば追求するほど，空虚感が充填され，無力感が克服されるかのように認識してしまう。さらに患者にとって体重増加は取り返しのつかない失敗として感じられ，徹底したやせに邁進するようになる。「ダイエット群」の症例には，挫折体験や喪失体験を痩身の追求にすり替えるという「すり替えの病理」が存在するのかもしれない。

　「ダイエット群」の患者は，他の類型よりも治療への意欲が認められ，治療関係も比較的速やかに成立することが多い。治療の動機づけが十分になされた症例には，行動療法的アプローチが適応である。患者と治療者の合意のもとで，体重に応じた段階設定を行い，体重増加にしたがって行動範囲を拡大していく。患者は治療者に支えられながら，さまざまな現実の問題に直面しつつ，少しずつ自分自身を認識し，目標を達成していくのである。そのような治療過程を経ることにより，患者は挫折体験や喪失体験を真の意味で修復し，克服することが可能となると考えられる。

　このようにみてくると，「非ダイエット群」はAN-Rの中の年少例（児童期および前青年期）の心性を代表しており，「ダイエット群」はそれに青年期心性の影響がより多く加わった心性を表していると考えることも可能である。

■若年発症AN-R「非ダイエット群」は摂食障害の原型か？

　従来より若年発症の摂食障害は，やせ願望，肥満恐怖，Body imageの障害などがはっきりと認められない，あるいはあっても言語化できない非定型例が多いといわれてきた。今回の研究においても，確かにAN-Rの「非ダイエット群」は，ダイエットを契機としておらず，やせ願望，肥満恐怖，Body imageの障害などを明確に言語化する症例は少なかった。これらの症例は，非定型例なのだろうか。

　トレジャー[3]は神経性無食欲症のモノグラフの中で，その歴史を概観している。そして，17～19世紀にモートン，ガル，ラセーグらが報告した過去の症例を分析し，「それらは現在の拒食症と驚くほどよく似ている。一貫した特徴として，食べ物の拒否と極度のやせがあるだけでなく，重要な特徴として，行動面でも勉学においても過活動がみられる。現在の症例との大きな違いは，過去のどの症例にも，食べないことに対する理由として肥満恐怖ややせ願望といったことがないことである」と述べている。さらに，トレジャーは神経性無食欲症の動物モデルに言及し，「雌豚やせ症」（第2章のコラム参照）について紹介している。「雌豚やせ症」が人間の摂食障害とまったく同じ疾患であるということはできないが，発症状況，摂食減少の様子，臨床像，経過などはAN-Rの「非ダイエット群」とよく似ており，何らかの遺伝的，体質的要因の関与が示唆されるところである。

　以上を考え合わせると，肥満恐怖ややせ願望，それに基づくBody imageの障害などの症状は，現代の社会文化的影響を強く受けたものであると考えることができる。そして，現代の摂食障害

像から社会文化的影響や青年期心性などを取り去った，核になるような病像がAN-Rの「非ダイエット群」ということも可能である．その意味において，若年発症AN-Rの「非ダイエット群」は摂食障害の原型であり，もっとも純粋な形で症状が出現しているということができるかもしれない．

2. 神経性無食欲症，むちゃ食い/排出型（AN-BP）

　子どもの神経性無食欲症，むちゃ食い/排出型（AN-BP）の症例は，青年および成人以降の症例とおおむね同様の精神病理をもつ．彼/彼女らは重篤なやせに陥るにつれ，自己制御不能の激しい過食衝動が出現し，その代償としての排泄行動を繰り返すようになる．むちゃ食いを行ないながらも，排泄行動によって低体重を維持し続けようとする．つまり，ANとBNを両立させようとするがむしゃらな努力が行われる．その結果，生物学的基盤から生じた過食衝動は一層強まり，より極端な排泄行動へ駆り立てられ，罪悪感，後悔が激しくなる．また，むちゃ食い/排出行動の出現とほぼ同時に，抑うつ状態および情動不安定が重畳するようになり，病態は悪循環的に重症化，難治化すると考えられる．

　治療的アプローチとしては，長期的視点に立ち，個々の病理を修復，改変するというより，現在可能な現実適応力を増強させることを目標にした方が実践的である．正常な食事習慣を身につけるために食事指導，食事日記，認知行動療法的アプローチなどを併用し，随伴する抑うつや過食衝動に対しては薬物を十分量使用し，対人関係の問題に対しては作業療法やデイケアなどの小集団の場を活用し，とりあえず直面する問題を解決しながら，現実的な適応の仕方や技術を身につけていくことが重要であると考えられる．

3. 神経性大食症，排出型（BN-P）

　子どもの神経性大食症の症例も，青年および成人以降の症例とおおむね同様の精神病理をもつ．BN-Pの精神病理はAN-BPと共通する点が多い．AN-BPとBN-Pの違いは体重が正常体重の85％以上あるか，ないかという点であり，相互に移行する症例も少なくない．彼女たちは，AN-BPと同様に，むちゃ食いを行ないながらも，排泄行動によって低体重を維持し続けようとするが，むちゃ食いに長時間を要したり，排泄行動が不十分なため，次第に体重が正常体重に近づいていく．したがって，生物学的基盤から生じる過食衝動は次第に弱まるが，低体重を維持できない不全感，敗北感，屈辱感が強まり，心理的葛藤は強い．また，AN-BPと同様に，むちゃ食い/排出行動の出現とほぼ同時に，抑うつ状態および情動不安定が重なり，悪循環が形成されていく．治療的アプローチはAN-BPとおおむね同様であると考えられる．

4. 神経性大食症，非排出型（BN-NP）

　神経性大食症，非排出型（BN-NP）の症例は，発症状況として，AN-R「ダイエット群」と同様，学校・家庭での挫折体験や喪失体験が存在することが少なくない．当初はダイエットの追求が空虚感の充填，傷心の癒しと感じられ，患者は挫折体験や喪失体験を痩身の追求にすり替え

るという病理に陥る。しかし同時に，本類型の症例にとってダイエットの試みは挫折や喪失体験に対する克服の努力と捉えることができる場合が多い。治療による体重増加に従って，初期の肥満恐怖は自然に消退していくため，治療による体重の回復が，新規まき直し，再出発という象徴的な意味を持つことが少なくない。

　治療的アプローチとしては，不食期には行動療法的アプローチが有効である。また，合併するうつ病性障害，強迫性障害，過食衝動にはそれぞれ薬物療法が奏効する場合が少なくなかった。先に述べたように，摂食障害と合併障害が比較的明瞭に区別できることが少なくないため，治療の方針が立てやすいと考えられる。

■ 文　献

1) 傳田健三：Anorexia nervosa 重症例に関する臨床的研究－IVH 施行例について－．精神神経学雑誌，99：198-214，1997
2) 傳田健三：若年発症の摂食障害に関する臨床的研究．児童青年精神医学とその近接領域，43（1）：30-52，2002
3) Treasure J : Anorexia Nervosa : A survival guide for families, friends, and sufferers.（傳田健三，北川信樹訳：拒食症サバイバルガイド－家族，援助者，そしてあなた自身のために－．金剛出版，東京，2000）

第 5 章

子どもの摂食障害の治療

- A. 初回面接の重要性
- B. 自分の問題をどのように受け入れていくか
- C. 心理教育
- D. 神経性無食欲症の外来治療
- E. 神経性大食症の外来治療
- F. 入院治療
- G. 薬物療法
- H. 非言語的アプローチ

第5章 子どもの摂食障害の治療

A. 初回面接の重要性

　子どもの摂食障害の治療の成否は，初回面接によって決まるといっても過言ではない。子どもは自分が病気であるという認識に乏しく，何をされるのかもわからぬまま，まったく知らない所につれてこられているので，大きな不安と恐怖を抱いている。したがって，まず治療者は，子どもが抱いている不安，恐怖，緊張，困惑などの感情を十分に汲む必要がある。不安や緊張が強い時には，「すこし不安なのかな」「ちょっと緊張しているかな」と声をかけたり，「大丈夫だよ」と保証を与える必要がある[4,5]。

　初診時には，相手が年少の子どもであっても，必ず自己紹介をして，「少しお話しを聞かせて下さい」と伝える。治療者には，子どもであっても一人の人格として尊重する謙虚で真摯な態度が求められる。すなわち，子どもと対等な立場で，同じ高さに視点を下げて，正直に接し，子どもが困っていることを一緒に考えていこうとしている姿勢を伝えていく。そして治療者は，一方では可能な限り安心を与えながら治療関係を構築し，他方では冷静に状態を観察し，診断するという複眼的視点が必要である（**図1**[11,12]）。

　初診時において，大人の診察のように「今日はどのようなことで来たのか」と尋ねても，答えることができる子どもは少ない。とくに神経性無食欲症（AN）の子どもは病識が乏しいことが多いので，なぜ病院を受診したのかわかっていない場合がほとんどである。そこで，私は「今日は自分の意思でいらしたのですか，それともお母さんに言われていらしたのですか」と尋ねることにしている。二者択一の質問は答えやすいということが理由の一つである。もし，自分の意思で来たという答えであれば，どのようなことで来たのか，という本題にすぐに入ることができる。お母さんに言われて来たという答えであっても，そう言われた時にどんな気持ちがしたか，嫌な気持ちはしなかったか，自分でも誰かに相談してみたい気持ちがあったかを聞いてみると話が広がっていく。また，その答えのありようによって，どれくらい表現力があるか，自分の問題についてどれくらい認識しているかを推測することができるのである。

　次に「今，一番つらいこと，あるいは困っていることは何ですか」と尋ねる。AN患者の場合は，「何にも困っていない」と述べる子どももいれば，何も答えない子どももいる。しかし，こ

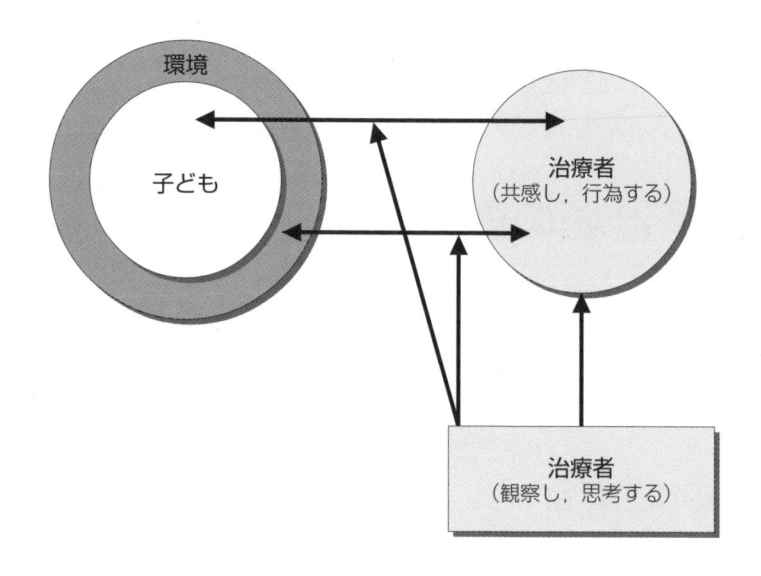

図1 治療者の態度：共感的態度と観察的態度の統合

ちらでからだの状態について質問していくと,「いつも寒い」「髪の毛が抜ける」「疲れやすい」「硬いところに座るとお尻が痛い」「今ひとつ元気が出ない」など,生活する上でいくつか困っていることがあることが明らかになっていく。そこを取り上げていくことで,自分の状態に対する気づきや治療に対するモチベーションが芽生えてくることが少なくないのである。

　神経性大食症（BN）の場合は,ある程度病識があり,過食の症状に困っている場合が多いため,患児の話すことを真摯に聴き入ることが重要である。過食や嘔吐など親に話していないこともあるため,初めに親が同席してよいか,一人で面接した方がよいかを聞く必要がある。しかし,先に述べたように,本人は「過食を止めて欲しい」と訴えるが,本当はもっとやせたいという希望を持っていることが多く,自分の「やせ願望」が異常な症状であることには気づいていない場合も少なくない。嘔吐や下剤の乱用については,本人は罪悪感や後ろめたさをもっているので,「一般に過食症の人は病気の症状として吐いたり下剤を大量にのんでしまったりする人がいるのですが,あなたはどうですか」という程度にとどめ,本人が否定しても当初は追求しない方がよい。

　子どもの場合,摂食障害の症状を的確に表現することも,きちんと認識することも困難なことが多いため,摂食障害の可能性があると判断したら,その症状の一つひとつを丁寧に確認していく必要がある。子どもは心のあり方の特徴がそれぞれの症状の中に出やすいと考えられるため,症状を丁寧にとらえていくことが,子どもの心理を明らかにする第一歩であるといえる。

　初回の面接では,何よりも本人が困っていることを真摯に聞き,本人がうまく表現できないところを一つひとつ確認することによって,問題が明らかにされていくことが重要である。自分の今の状態が医療者に正しく伝わり,理解されたという実感が,初めの大きな心の支えになるのである。

摂食障害の治療の鍵は，本人がいかに治療に対するモチベーションをもつことができるかにかかっている。そのために初回面接では患児との真の信頼関係を築くために，治療者が患児に対して暖かい関心をもっており，自分を第一に考えてくれ十分に理解してくれているという実感をもち，あまり追求しすぎない優しさをもっていることが伝わればよいと思う。このような面接から，これからの治療に対する期待が芽生えてくるのである。

B. 自分の問題をどのように受け入れていくか

摂食障害の患者は真の病識を持つことがなかなか難しい。そのような人の行動を変えようとすることは簡単なことではない。このような場合，親や援助者はまず目の前の子どもが病気に対してどのような段階にいるのかを認識する必要がある。そこには5つの段階があると考えられている[15]。

1. 前熟考期

この最初の段階は，自分の行動を心配なこととして考えようとはしていない時期である。自分に問題があるとは考えていないので，自分の行動を何とかしようという動機づけ（モチベーション）はない。

2. 熟考期

次の段階では，自分が問題を抱えているということを考えるようになる。食行動にまつわる困難について進んで考えようとする。自分の食行動に問題があることを認める人もいる。変化の真の意味を考えることができるかもしれない。しかし，だからといって建設的な行動をとるわけではない。問題と向きあったり，説明を受け入れることはあるかもしれないが，それとは相反する感情もまだ残っているので，行動の段階には入れないのである。

3. 準備期

患者は変化を求めており，援助を待ち望んでいるが，もし今の食行動（拒食や過食）を止めてしまったら，どうなってしまうのか確信が持てないでいる。変化を難しくしている要因がまだ大きく立ちはだかっているのである。

4. 行動期

患者は変化することを約束し，行動を修正しようとし始める。食事についてのかたくなな制限を緩めようとし，何か違うことを行えば対処できると考え始める。この段階では，多くの支えと励ましが必要である。

5. 維持期

この過程を繰り返し，再発を防ぐように努めていく。

　親として子どもの摂食や体重の問題に初めて気づくとき，子どもはまだ前熟考期にいることが多い。子どもの場合は，病院を受診したときでさえ，自分はなぜ病院につれてこられたのかわかっていない子どもも少なくない。そのような場合，無理に食事を促しても，叱りつけても，子どもの抵抗にあったり，より子どもをかたくなにさせてしまうだけである。

　そのような場合でも，先に述べたように，「いつも寒い」「髪の毛が抜ける」「疲れやすい」「硬いところに座るとお尻が痛い」「今ひとつ元気が出ない」など，日常生活上で何かに困っていることがあるのである。その問題を取り上げて，それを改善するためにはどうしたらよいか，なぜそのような問題が生じているのかをともに考えていくことができるかもしれない。まずは，相手の立場になってともに考えていく姿勢が大切である。

　子どもが熟考期や準備期になっても周囲は焦ってはいけない。自分はどこかが悪いのではないかということを考えてみたいと思っているが，自分が変わることができるのか，本当に変わりたいと思っているのかはまだ確信が持てない状態かもしれない。この時期には，次で述べる心理教育が有効である。摂食障害という病気について，身体症状や精神症状についてわかりやすく説明しながら，治療に対する動機づけを高めていくことが重要である。

　子どもが行動期，維持期に達したときには，周囲はチームを組んで，最大限の協力をしていく。しかし，けっして過保護になったり干渉的になったりすることなく，本人が自分の力で正常な食事パターンを回復していくことを周囲がどれだけサポートできるかが基本であることを忘れてはならない。

C. 心理教育

1. パンフレットを用いて説明する

　摂食障害という病気について，パンフレット（第7章参照）を用いて，身体症状や精神症状をわかりやすく説明していく。本人だけでなく家族にも十分な説明が必要である。AN患者は病識には乏しいけれど，先に述べたように，「いつも寒い」「髪の毛が抜ける」「疲れやすい」「硬いところに座るとお尻が痛い」「今ひとつ元気が出ない」など，困っていることは自覚しており，ある程度の「病感」を持っている。したがって，そこを取り上げて，その原因は低体重と低栄養状態が続いているためであることを伝え，低体重・低栄養状態による身体症状や精神症状を具体的に説明する。さらに，現在は身体的に重篤な事態に陥っていること，単にやせている状態ではなく死に至る危険性をもっていることを説明する必要がある。

2.「拒食症の分身"ミンクス"」の話

　筆者は神経性無食欲症（AN）の患者には，「拒食症の分身"ミンクス"」の話をする。これはかつて私が留学していた英国の王立ベスレム病院摂食障害ユニットのジャネット・トレジャー先生が必ず子どもたちに話していたものである[15]。私はそれを少しアレンジして次のように話すことが多い。

　「きっと，あなたの肩には拒食症の分身が―これをミンクスと呼ぶのだけど―，ちょこんと座っていて，あなたにこんなことを囁くのではないですか。あなたが何かを食べようとすると，『食べると太るよ』とか『食べたら止まらなくなってしまうよ』などと囁くでしょう。あるいは『やせると皆が注目してくれる』とか『やせればすべてが解決してうまくいく』などと誘惑するかもしれません。でも，それはみんな悪魔の囁きなのです。ミンクスにだまされてはいけません。ミンクスをギャフンと言わせてやろうよ」

　子どもたちはこのように話すと，笑ったり吹き出したりしながら納得することが多い。「拒食症の分身"ミンクス"」を使って，ユーモアを交えながら，自分を客観視できるような手助けができればと思う。

3. 最後に必ず言うセリフ

　筆者は面接の最後に必ず次のように話すようにしている。「あなたが本当に自分のしたいことをできるようになるためには，最低限の体重が必要なのです。それにはもう少し食べることができるといいと思います。あせらず，今できることから少しずつやっていきましょう」と述べ，「摂食障害の治療の目標は，けっしてあなたを太らせることではなく，正常な食事パターンの回復と日常生活に支障をきたさない体力を得ることなのです」[10] と繰り返し話していく。

D. 神経性無食欲症の外来治療

1. 初期の面接で行われること

　子どもの摂食障害の精神療法に特別な方法はない。ごく常識的なアプローチがもっとも基本であると考えられる[4,5]。それは，子どもとの信頼関係を確立し，現在の状況を正確に把握し，治療すべき状態であることを本人・家族に十分に説明し，治療の動機づけを高めていくことである。そして，なるべく具体的に治療の目標を示し，あせらずに少しずつ，これからできることをともに考えていくということにつきる。

　初期の面接で行うことは，子どもの現在の状態を把握すること，良好な治療関係を形成すること，子どもの病気に対する段階を確認すること，治療の動機づけを行うことである。

　初回面接のところで述べたように，まず子どもの症状を聞いていくが，本人の話す内容がいかにつたなくても，まとまりがなくても，すぐに訂正したりすることなく，子どもの言葉に十分な

関心を持って傾聴することが重要である。ただし、子どもの場合、言葉がなかなか出てこないことや、質問とは違う内容が述べられたり、言いたいことがうまく言えなくて困惑したり、ただただ「わからない」としか言わないこともある。子どもが言いよどんだり、言葉に詰まったりしたときには、短い相槌を打ったり、きっかけを与えたりしながら、うまく言葉が出るような配慮をしていく。また、相手がとくに力が入った部分では、自然に聞き手も大きくうなずいたり、子どもの言葉を繰り返したりする。ある程度話したところで、子どもが伝えようとしていることを、「～ということなのね」と確認していく。子どもは治療者がきちんと理解してくれていることがわかり安心するだけでなく、自分の感情や考えの確認にもなる。また、治療者はよく意味のわからないところは問い返し、相手が言いたいことをうまく表現できないときには、「もし間違っていたら悪いんだけど、～ということなのかな？」と聞いてみる。もしそれが適切な表現であれば、子どもは自分の感情や考えがうまく言語化された体験をして、すっきりした気持ちになるだけでなく、自己の再確認にもなるだろう。そして、話のときどきに、励ましやいたわりをさりげなくはさんで、これまでの苦しかった体験や経過に心から共感の気持ちを伝えていく。また、自分の体験をつたなくても何とか言えたときには、「よく言えたね」「すごくわかる気がするよ」と心からの賞賛を送る。

　要するに、診察場面では子ども自身が主役で、治療者は話の糸口をつけるだけであり、話されることを熱心に受け止め、ためらうときには自然に元気づけ、うまく表現できないときには言葉を補い、うまく言えたときには賞賛し、子どもの感じている苦しみ、つらさとその背景を描き出すことにつとめるわけである。そのようにして明らかになることは、治療者が初めて知ることだけでなく、話し手の子ども自身や家族にも、それまで不明瞭であったことがはっきりみえてくる体験になるのである。

2. 治療の目標を明示し、食事指導を行う

　十分に本人の話を聞き、病気の説明をした後で、治療の目標を明示する必要がある。まず目標体重を伝える。それを聞いて、本人はびっくりしたり、当初は納得しないこともあるが、目標体重を明示することはけっして後回しにせず、初めの段階で率直に伝えることが重要である。AN患者の場合、目標体重は標準体重の－10％に設定することが多い。

　標準体重は、児童期の場合は横断的標準身長・体重曲線（図2, 3）[9]から算出し、中学生以上はBMI（体重/身長（m）^{2}）を21とし、標準体重は身長（m）^{2}×21に設定している。

　次になるべく具体的な食事指導を行っていく。食事指導の原則は、①食事日記を書き、自分の食事状況を把握すること、②1日3回（朝、昼、晩）の食事を確立すること、③間食をせず、前の週の120％のカロリーの食事を摂ることを目標とする。不足のカロリーは、補助栄養食で補給すること、④1週間に0.5kgを目標に少しずつ体重を増やしていくこと、である。

1）食事日記をつける

　食事日記をつけ、自分の食事状況を認識することは重要である。食事日記をつけて初めて自分

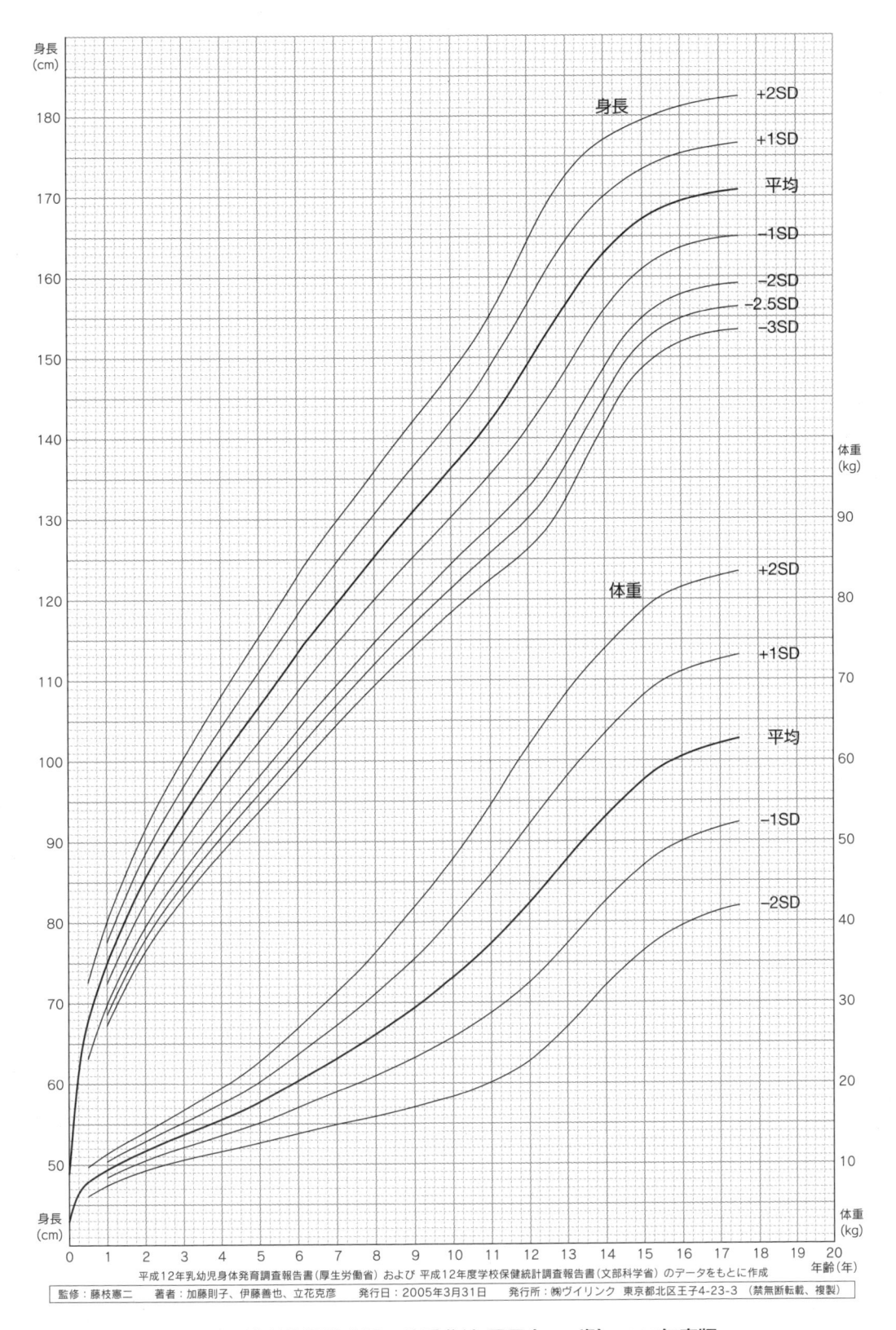

図2 横断的標準身長・体重曲線 男子（0-18歳）2000年度版

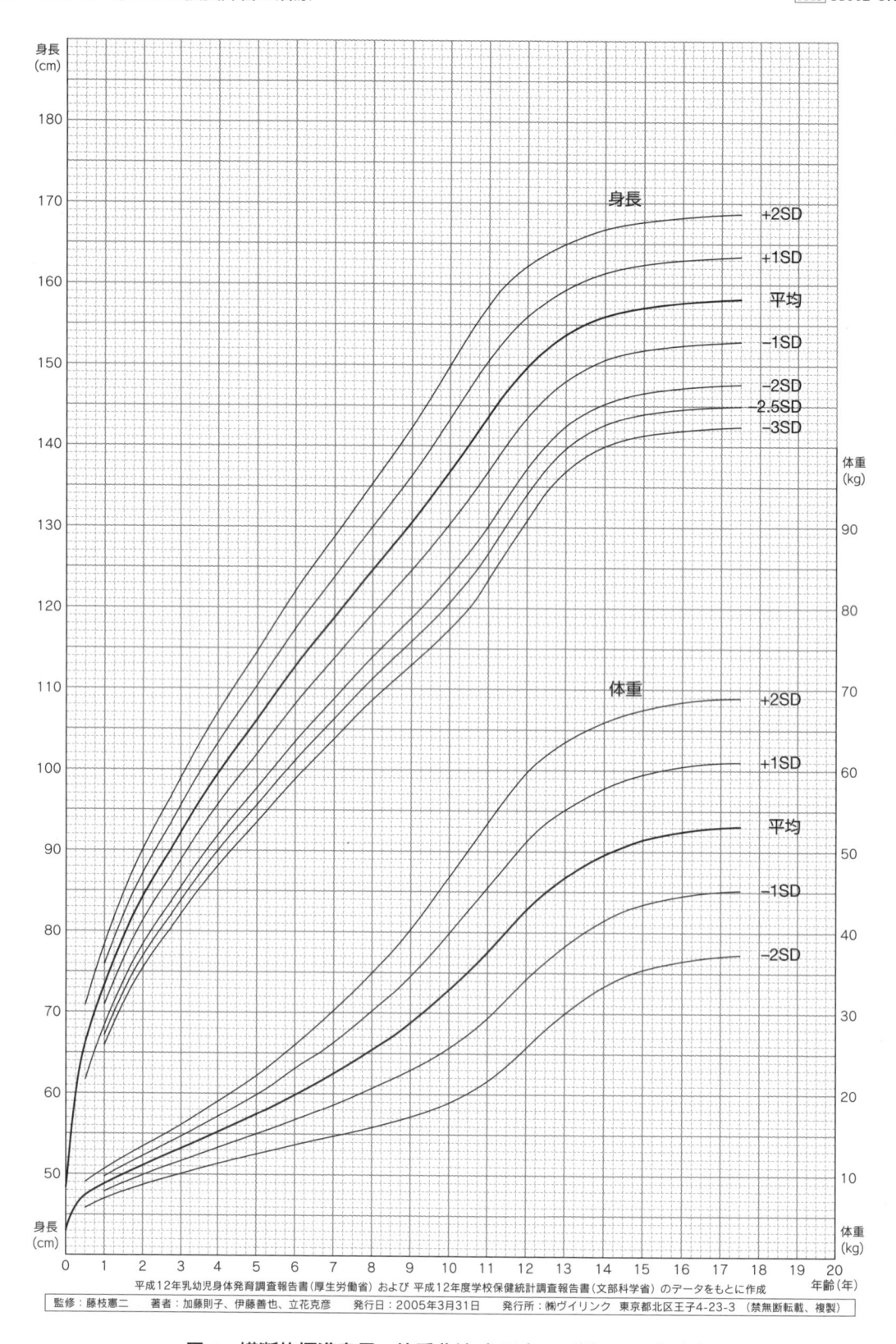

86　第5章　子どもの摂食障害の治療

図3　横断的標準身長・体重曲線 女子（0-18歳）2000年度版

の食事量の少なさに気がつく子どももいる。毎日日記をつけることにより，自分を客観視できるようになり，自分の症状や感情や考え方に対する気づきが生じるのである。

表1に，あるANの小学6年生，女子の食事日記を紹介する。彼女は嘔吐・下痢を伴う感冒に罹患した後，感冒は改善したが，食欲の低下だけが続いたため，次第に体重が低下していったケースである。当初は自らダイエットをする考えはまったくなかったのだが，どうしても食べることができず，体重はどんどん低下していった。食事日記を書いてもらうと，体重が低下していくにつれ，自分でも理由はわからないが，太ることが恐くなってきたことに気づき，なぜかわからないが，食べたあと動き回らずにはいられない自分に気づいていったのである。このように，小学6年生でも自分の症状に気づくことができるようになっていく。

2）1日3回の食事を確立する

正常な食事パターンを回復するために，1日3回（朝，昼，晩）の食事を確立することを目指す。お菓子などの間食は止めさせ，1回の食事が少量しか食べることができない場合は，1日の食事回数を4～6回に増やしていく。あるいは，1日の総摂取カロリーが少ない場合は，補助栄養食（商品名：エンシュア・リキッド®，ラコール®など）や市販の総合栄養食品（商品名：ウィダー in ゼリー®，カロリーメイトゼリー®など）で補給するようにする。この場合補助栄養食は「薬」であると説明する。そして，少しずつ1回の食事の摂取カロリーを増やしていき，1日

表1　食事日記

食事の状況 いつ，どこで，何を食べたか	食事の内容 何を食べたか なるべく具体的に，カロリーは？	気分・考え どんな気分か？ どんな考えか？	行動 どんな行動をしたか？
AM 8:00 自宅で 朝食として	水 50 cc 食パン1/2枚	何となく元気がない 登校がおっくう	学校へ遅刻 ぎりぎりに登校
PM 0:30 学校で給食	牛乳 100 cc ご飯1/4膳，おかず1/2	疲れやすい 授業に集中できない	体育の授業は見学
PM 7:00 自宅で 夕食として	ご飯を幼児用茶碗 1 杯 鶏肉ささみ 1 切れ 野菜サラダ 1 皿 冷たいお茶 1 杯	空腹感無し。頑張ってようやく食べた。太ったのではないかという不安と恐怖感がわいてくる。	なぜか，無性に動きたくなり，部屋の中を歩きまわる。

ステップ1：自分の食事内容を把握しよう
ステップ2：「3食きちんと摂ること」を確立しよう
ステップ3：目標体重に向けて少しずつ体重を増やしていこう

の総摂取カロリーを増加させるようにする。

このような1日3回の食事を確立できなければ，ANの外来治療は難しいと考えるべきである。1日の摂取カロリーが増えず，体重が減少していく場合は，下限の体重を決めて，それ以上体重が減少したら，入院治療に切り替えることをあらかじめ十分に話しあっておく必要がある。

3）どのように食事量を増やしていくか

食事日記をつけてもらい，初診後1週間のパターンを本人，家族および治療者で確認する。当初は，体重は1週間に一度計る。家で体重を計りたくない場合には，毎週受診した時に病院で服を着たまま計測する。そして，次の1週間は「初めの1週間の＋20％の量を食べてみよう」と励ます[10]。あるいはもしこれ以上食べることができないならば「薬」としての補助栄養食で補うという方法もあることを説明する。そして，心理教育のところで述べたように，「あなたが本当に自分のしたいことをできるようになるためには，最低限の体重が必要であること」を繰り返し話していく。

次の週に少しでも増えていたら，心から賞賛する。そして，「大変かもしれないけれど，来週は今週の＋20％の量を食べてみよう」とまた励ます。1週間に0.5kg増を目標とする。もし，体重が減っている場合には，「これ以上体重を減らさないように，次の1週間は今週の＋20％の量を食べてみよう」と伝える。しかし，その次の週にも体重が減少しているようであれば，このまま体重が減少すると命にかかわる状態になってしまうことを説明し，下限の体重以下になったら入院治療へ切り替えることをきちんと伝える必要がある。

4）どのような食事をどのように食べさせるか

食事の内容は，母親がこれまで家族に作ってきた料理の内容を食べることが原則である。家族と同じものを家族と一緒に食べるのである。摂食障害の子どものためだけに特別な料理を作る必要はない。子どもの好きな物だけを作ることはしない。子どもは「アイスクリームやチョコレートなどのお菓子であれば食べることができる」などと言うかもしれないが，間食は原則禁止とし，普通の食事を食べさせる。

家族は過剰に励ましたり，もっと食べるように指示したり，叱ったりしない。「主治医の先生と約束した通り，出来る範囲で食べてみよう」とのみ伝える。その後はすべて本人に任せる。家族は，つい一生懸命励ましたくなったり，もう少し食べるように指示したくなる気持ちを我慢することが仕事である。つまり，食べることや体重に関して指示するのは主治医だけに限定する。すると，子どもは家族（とくに母親）に対して，頑張って食べることのつらさや，頑固な主治医に対するグチや，本当に言いたいことや困っていることなど，本当の感情や内面的な問題を家族に少しずつ話し始めるかもしれない。

3. 精神療法的アプローチ

筆者は，子どもの摂食障害の精神療法的アプローチは，子どもと家族（おもに母親）の同席面

接を行う場合が多い。週1回30分程度をとり，前半15分は食事日記を見ながら本人と面談する。母親は傍らで聞いているが原則として口をはさまないこととする。後半は，「お母さんにお話を聞いてもいいですか」と本人に断ってから，母親に家庭での状況を聞く。母親に話を聞きながら，その話題ごとに，本人に確認しながら感想を聞いていく。本人が個別に話したいという場合には，個人精神療法のあとに家族同席面接を行う。

　本人との面談では，食事日記を見ながら，1週間の出来事の中からいくつかの話題を取り上げていく。食べたときどんな感じがしたか，どのように食べたか，味はどうだったか，空腹感・満腹感はあったかなど，さまざまな角度からなるべく具体的に聞いていく。そして，必ず本人が努力して食べたことを心から賞賛する。AN患者にとって，治療当初の最大のモチベーションは，治療者が誉めてくれることなのである。

　治療当初，子どもは治療者に対して，食べることができない自分に食事の指導をする医師として，警戒的であったり両価的であることが多い。しかし，問題を整理してくれ，自分がしなければならないことをわかりやすく説明してくれ，十分に話を聞いてくれ，努力に対して誉めてくれる治療者に対して，少しずつ信頼関係が深まっていき，治療者と子どもの治療関係が確立していく。

　筆者は，子どもの摂食障害の治療者－患者関係として，スポーツのコーチと選手の関係がもっとも相応しいのではないかと思っている。一定の量を食べて体重を増やすために具体的にどうしたらよいかをアドバイスしてくれ，食べることのつらさや苦しさを聞いてくれ，それでいて過保護にはならず過度に依存的にもさせないある一定の距離感をもっているような関係である。

　治療者との真の信頼関係が形成されると，子どもは，食べることに関することだけではなく，さまざまな出来事について自己を表現するようになっていく。治療の初期にはなかなか話すことができなかった過去のつらい感情なども少しずつ話すことができるようになる。また，現在の気持ちについて表現することにも慣れていき，自分の真の感情を適切に表現することが可能になっていくのである。

　また，治療関係が深まってくるにつれ，子どもは自分にとって直接関わりのある親や同胞に向けられるさまざまな感情を，治療者に向けて言葉や行動で表現してくることもある。治療者に過度に甘えてきたり，過剰な信頼を寄せてきたりすることもあるだろう。逆に意に添わないことがあると，治療者に怒りをぶつけたり，投げやりになったり，イライラしたりすることもあるかもしれない。それに対して，治療者側にもさまざまな感情が生じてくる。子どもの感情が動くだけ，治療者の感情もそれに応じて揺れ動くことになる。

　そのような時，治療者は表現された感情に対してそのまま反応するのではなく，なるべく穏やかにやさしく投げ返したり，ユーモアや遊びの雰囲気を醸し出したりする。時には正直に自分の気持ちや考えを伝えたりすることや，制限やできないことを確認したりすることもある。そうすることによって，子どもは自分の中に渦巻くさまざまな感情に，直接的ではなく，穏やかな形で気づくことが可能になっていくのである。

　このような治療者とのやりとりを通して，混沌としていた子どもの感情が整理され，解きほぐ

されていく。安定した治療者に支えられて，傷ついた自尊心が癒され，少しずつ基本的信頼感が回復していくのだと考えられる。そして次第に，子どもは自己否定の気持ちが薄れ，自分や周りの人や物を受け入れる気持ちが芽生えてくるのである。

E. 神経性大食症の外来治療

1. 認知行動療法

摂食障害，とくに神経性大食症（BN）患者に対する認知行動療法の有効性は世界的に認められている。子どものBNに対しても有効な場合が少なくない。そこで，ここではBNに対する認知行動療法について解説したい。フェアバーン[7,8]のBNに対する認知行動療法を基本としている。

BNに対する認知行動療法の治療目標は次の5つのステップからなっている[6]。①自らの症状を把握する，②「3食をきちんと摂ること」を確立する，③嘔吐・下剤・利尿剤などをやめる，④問題解決技法を活用する，⑤過食に代わる活動をみつける，の5つである。一つひとつ解説していこう。

1）自らの症状を把握する

表2（第4章，症例G）のような食事日記に「食事の時刻」「食事の内容」「気分・考え」「行動」を書き込んで，自分の食事パターンを把握する。そして，自分の食事とそれにまつわる気分・行動をチェックしていく。問題解決の第一歩は，自分を知ることなのである。先に示したANの食事日記よりも「気分・考え」「行動」の項目にたくさんの記載があることが特徴である。それだけBNの症例はANの症例よりも感情や考えを表現しやすく，また問題行動にも悩んでいることが多いと思われる。

この食事日記を見て，主治医はGに「朝食と昼食のカロリーが少ないので，その反動として夕方に過食の衝動が襲ってくるのではないか」と指摘し，「それでも，朝食後と昼食後に吐かないのはとてもよいことだと思う」と良い面に対しては十分な賞賛を送った[6]。そして，次のステップに進んだのである。

2）「3食をきちんと摂ること」を確立する

3食をきちんと食べるようにしていくと，自然に過食の衝動が減っていくことを説明する。とくにGの場合は朝食と昼食のカロリーが少ないので，朝食と昼食をもう少しとるようにすると夕方の過食の衝動が減少することをアドバイスした。そして「3食をきちんと摂って，間食をしない」と，けっして体重が増えていくことはないことを説明した。

またGは，夕食は朝食・昼食よりも量が多いので，太ってしまったのではないかと不安になり運動をしている。まず，夕食後に吐かなかったことを十分に賞賛した。また適度な運動であれ

表2　食事日記（症例G）

食事の状況 いつ，どこで，何を食べたか	食事の内容 何を食べたか なるべく具体的に，カロリーは？	気分・考え どんな気分か？ どんな考えか？	行動 どんな行動をしたか？
AM 8:00 自宅で 朝食として	水 100cc 食パン 1/2 枚	空腹感，憂うつ 気力がでない， 学校へ行きたくない	学校へ遅刻
PM 0:30 学校で 昼食として	ウーロン茶 250cc 菓子パン 1 個	集中力が出ない 過食の衝動	過食を我慢 学校の帰りに大量の お菓子，パンを買う
PM 4:00 自宅で おやつとして	コンビニで買ってきた菓子パン 5個，チョコレート4箱，スナック菓子3袋を一気に食べる。 清涼飲料水ペットボトル3本 （1500cc）	過食・嘔吐後に罪悪感， 気分の落ち込み，自己 嫌悪	過食後に嘔吐
PM 7:00 自宅で 夕食として	ご飯をお茶碗1杯 焼き魚1切れ 野菜サラダ1皿 お吸い物1杯，お茶1杯	空腹感は強いが我慢し て少なめの食事。 太ったのではないか という不安・恐怖	自室で腹筋運動30回， 腕立て伏せ20回， 踏台昇降30分

　　　　　　　　　ステップ1：自らの症状の把握
　　　　　　　　　ステップ2：「3食きちんと摂ること」の確立
　　　　　　　　　ステップ3：嘔吐・下剤・利尿剤などを止める
　　　　　　　　　ステップ4：問題解決技法を応用する
　　　　　　　　　ステップ5：過食に代わる活動をみつける

ば不安を和らげてくれるので，この程度の運動は許可し，運動をしながら体重を維持していこうと話し合ったのである。

　Gは朝食と昼食の量を少し増やして，3食をしっかり食べるようにして，間食をやめたところ，過食の衝動は自然に少なくなっていった。過食したい気持ちはまったくなくなったわけではないが何とか我慢できる程度に軽くなったのである。また，学校から帰るときは母親に迎えに来てもらうことによって，コンビニで大量のお菓子やパンを買うことがなくなったことは既述の通りである。家にもお菓子や甘いものを置かないように注意した。

　1週間後に体重を計ると，食事の量は確実に増えているのに，予想に反して体重は減少していた。過食していた時は，食べ物をすべて吐くことができず，吸収されたものがかなりの高カロリ

ーであったことにGは気づいていったのである。

また，過食や嘔吐が少なくなると，憂うつになったり，罪悪感や自己嫌悪に陥ることも少なくなっていった。抗うつ薬の効果も加わり，朝の気分もよくなり，疲労感も軽減していった。また，学校でも集中力が増して，友達との会話も楽しめるようになっていった。

3) 問題を解決する（問題解決技法）

Gは3食をきちんと摂ることにより過食の衝動は軽減し，抑うつ症状も消失していったが，まだ完全に改善したわけではなく，ときどき突然強い過食の衝動に襲われることがあった。そんなとき，母親がいないと抑えることができず，過食をしてその後嘔吐してしまうことが数回あった。

そこで，主治医とGが相談し，過食の衝動が襲ってきたときの対策を考えていった。日常生活の中で起こってくるさまざまな問題を解決して行くには「問題解決技法」[13] が役に立つ。健康な人や調子がよいときには，誰でもこのような方法・考え方を瞬時に行っているのであるが，落ち込んでいたり，不安が強かったりするときには，一つひとつ手順を踏んで確認していくことが有用である。この手順は，企業が新しいアイデアを生み出そうとするときや，不況を打開しようとするときにも応用・活用されている。その手順を**図4**に示した。すなわち，①問題点を整理し，②解決しなければならない問題をはっきりさせ，③その問題を解決できる可能性のある方法を（どんな些細なことでもよいから）できるだけ多く考え，④それぞれの方法の長所と短所を評

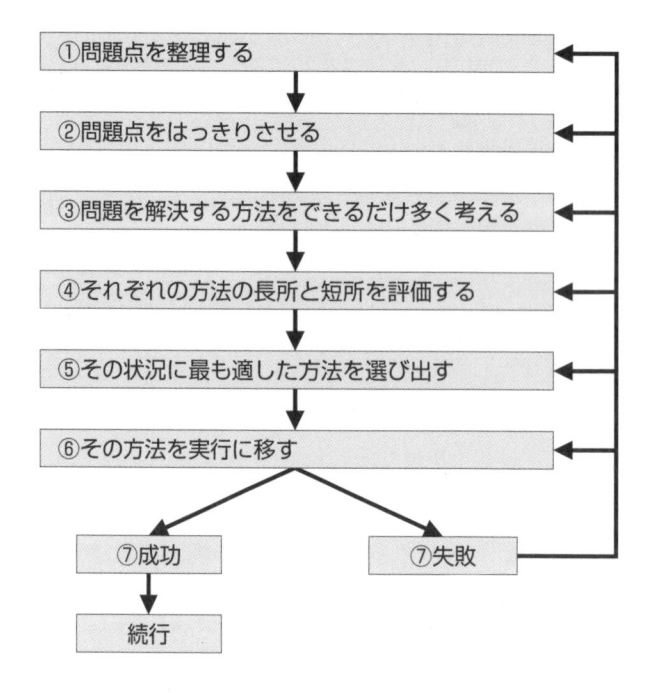

図4 問題解決技法の実際

大野　裕：「うつ」を生かすーうつ病の認知療法ー．星和書店，1990

価したうえで，⑤その状況にもっとも適した方法を選び出す，⑥そして，それを行動に移してみる，⑦うまくいけばその行動を続け，うまくいかない場合には，必要に応じて①から④のいずれかに戻って同じ手順を繰り返すのである．

Gは過食しそうになった時の対策として，**表3**のようなリストを作った．その中からもっとも良い方法を選んでいくことになるが，それぞれの方法を行ったときの長所や短所，現実性，解決する可能性を具体的に考えて，もっとも行動しやすく，実際に問題解決につながる可能性のある方法を選んでいく．

Gはずっと継続できるように，なるべく普段の生活の中で行われていることをしようと考えた．その結果，生活をきちんと立て直して，気持ちを切り替えてやり直すために，もっとも過食の衝動が襲ってくる放課後は塾に通ってみることにした．もともと勉強は嫌いではなかったので，勉強に打ち込んでみようという気になったのである．勉強して成績が上がるにつれ，将来は看護師になってみたいという希望が出てきたという．外来で通院中に，しばしば相談に乗ってもらった看護師の影響も大きかった．ようやく，過食に代わる自らが打ち込めることがみつかったのだと思われた．

表3 過食しそうになったときの対策

1. 友達と10分間電話で話をする．
2. 母親と10分間話をする．
3. 歯をゆっくり10分間かけてみがく．
4. お風呂に入る．シャワーを浴びる．
5. 犬と一緒に散歩する．一人で散歩をする．
6. 好きなテレビやビデオやDVDを見る．好きな音楽を聴く．
7. 氷を口に含み，時間をかけてゆっくりなめる．
8. 腹筋運動30回と腕立て20回をする．ラジオ体操をする．
9. 本，雑誌，新聞を読む．
10. 日記や手紙を書く．
11. 今の気分や心の状態を「食事日記」に詳しく書く．
12. 過食の衝動がおさまるまで，じっと我慢する．
13. マッサージチェアにすわる．
14. 家の中をぐるぐる歩き回る．
15. サンドバックを思い切り叩いたり，蹴ったりする．
16. テニスボールを壁に向かって何回も投げる．
17. 映画を観に行く．
18. 自転車で遠くまで出かける．
19. 家族のために料理を作る．
20. 勉強する．塾へ行く．

F. 入院治療

1. 入院治療の適応

入院治療が必要なケースは次のようなものがある。①外来治療を行っても体重が減少を続けるAN症例，②過食と嘔吐が止まらないBN患者のうち，治療意欲が高い症例，③うつ病が合併し自殺念慮がある症例，の3つの場合である。ここでは，AN症例に対する行動療法について述べてみたい。

2. AN患者に対する行動療法

ANに対する行動療法としてオペラント条件づけ技法がもっともよく用いられる。これは，患者を入院させ，家族から分離して，摂食障害を持続，強化している要因を遮断し，行動制限を行う。そして望ましい摂食行動が形成されて体重が増加していく程度に応じて行動拡大を行っていき，正常な摂食行動を再形成するものである。この治療法が成功するためには，患者の摂食行動や体重の正常化に対する強い動機づけと良好な医師-患者関係の確立が不可欠である。われわれが行っているAN患者に対する行動療法を3つの段階に分けて以下に説明してみたい[1,3]。

1）導入期：心理教育的アプローチ

（1）AN患者の入院は原則として個室から開始され，自由度は個室内安静から始まる。行動制限は「罰」として行うのではなく，低体重のため身体的安静が必要であるからと考え，行動拡大は「賞」とは考えず，身体的健康度が増し，その結果，患者自身の責任レベルも上がるととらえる。この時期には心理教育を十分に行い，飢餓を脱出することを第1の目標とする。食事日記もつけてもらう。

（2）入院早期の時点において，患者とともに段階・目標設定を行う。自由度の基準は，①個室内安静，②一般病室・病棟内，③病院内，④外出，⑤外泊の5段階が設定されており，これに面会，病棟レクレーション，院内学級，作業療法，集団精神療法などが組み込まれる。自由度が増していく基準はあくまでも体重である。主治医と患者で，入院早期に体重に応じた段階設定をする。第1段階の標準体重の70％までは，原則として外出・外泊は禁止とする。

（3）当初の1日の摂取カロリーは800kcal〜1000kcalから始める。摂食に関しては，「できる範囲で食べよう」とのみ伝え，けっして強制はしない。看護スタッフも同じように声かけはするが，無理に食べるように促したり，過度の激励や説得などは行わない。患者と治療スタッフが「食べる-食べない」という押し問答に陥ることを避けるためである。

（4）1週間同じカロリーで様子をみる。毎日3食を全量摂取できた場合は，治療スタッフ皆で心から賞賛し，次の週から毎週150〜200kcalずつ増量する。1週間ほとんど摂取できない子どもには，生命の危機について説明して，経鼻腔栄養あるいはIVH（中心静脈栄養：24時間点滴）

を行う．1週間に半分以上食べることができたが体重が減った症例には，補助栄養食（商品名：エンシュア・リキッド®，ラコール®など）でカロリーを補給する方法を話し，もう1週間経過を観察するが，それでも体重が減少するようであれば，上記のように経鼻腔栄養あるいはIVH（中心静脈栄養：24時間点滴）へ移行する．

2）行動拡大期：発達促進的アプローチ

（1）標準体重の70％に達した患者は第2段階に進む．先に述べたように，身体的健康度が増したと考え，院内散歩，友達との面会，家族との面会を増やし，病棟レクリエーション，院内学級，作業療法などを組み入れていく．同時に患者自身の責任レベルも上がるということを十分に説明する．ここで規則違反や問題行動が生じることがあれば，第1段階に戻ることになる．

（2）1日の総摂取カロリー2000kcalを目標に，毎日3食を全量摂取できた場合は次の週は150〜200kcalずつ増量していく．毎週0.5〜1kgの増加を目標とする．経鼻腔栄養あるいはIVHによって標準体重の70％に達した患者は，経鼻腔栄養あるいはIVHによる摂取カロリーはここで固定する．すなわち経鼻腔栄養あるいはIVHは最低限の栄養を補給する補助手段と考え，あとは自力で食事摂取をすることになる．自力での摂取カロリーが増加した分だけ，経鼻腔栄養あるいはIVHのカロリーを減らしていく．

（3）この段階では患者の自由度も増すが，葛藤もそれだけ大きくなることを治療スタッフは認識しておく必要がある．患者は体重が増加するにつれ，発症にまつわるさまざまな葛藤が再び顕在化してくることが多い．体重増加に対する抵抗が増強する場合もまれではない．経鼻腔栄養あるいはIVHによって体重が増加した症例も，ここからは結局自分自身の力で食べなければ何も始まらないという現実に直面せざるを得ないのである．

（4）治療者は患者が段階設定をクリアーできるように，つらさや不満を受け止め，今の問題点をわかりやすく提示し，必要であれば助言，指導，激励をしながら目標達成に導くわけである．このことは，児童・思春期の患者が治療者に支えられながらさまざまな現実の問題に直面しつつ，少しずつ自分自身を認識し，発達課題を克服していくという，まさに発達促進的な精神療法過程ということになる．

3）維持期：認知行動療法的アプローチ

（1）病院食全量摂取（2000kcal）を目標とする．目標体重は標準体重の−10％とする．全量摂取しても体重がなかなか増えない場合は，補助栄養食（商品名：エンシュア・リキッド®，ラコール®など）や間食（食事に近いパンなど）を用いる．

（2）外出や外泊が許可され，自由度は最大限まで上がることになる．この時期には食事は全量摂取可能になっていることが多いので，過食の衝動や嘔吐の誘惑などが襲ってくることが多い．食事のコントロールだけでなく，自分自身の行動のコントロールも必要となってくる厳しい時期でもある．

（3）食事日記は入院時から書いてもらい，認知行動療法的アプローチは行動拡大期から始め

るが、この維持期において、本格的な認知行動療法を行っていくことになる。発症にまつわるさまざまな葛藤やエピソードについて主治医と十分に話し会い、自分の摂食に関連する問題行動を起こさせている考え、感情、価値観などに気づいていく。

（4）目標体重が2週間維持でき、外出や外泊でも問題がなければ退院とする。最低体重を決めておき、退院後、体重が減少してその体重を切ることになれば再入院することを確認しておく。

■症例E（第4章）のIVHを用いた段階的行動療法的アプローチ

症例Eはダイエットをきっかけに発症した典型的な神経性無食欲症のケースである。当院初診時には、ほとんど立っていることもできず生命の危険があったため、即日入院となった。病気の説明を行うとおおむね納得し、自力ではまったく摂取できないため、IVHの説明も素直に受け入れたのである。Eは12歳ではあったが自分を客観的にみる力を持っており、自分がやせすぎていてこのままでは死んでしまうのではないかという病識があったため、治療関係は比較的速やかに成立した。そして図5のような経過で回復していった。

第1期は治療導入および飢餓脱出をおもな目的として、IVHによる栄養補給を行った。精神療法的には、症状を聞きながら心理教育的アプローチを中心に行っていった。食事は1日800kcalから始めて、「できる範囲で食べよう」とだけ伝えた。IVHによって生命の危機から脱し、少しずつ元気になるにつれて、自然に食欲も出現してきた。IVHと食事によって、1ヵ月ほどで－30％の32kgに体重が増加した。

第2期は次第に行動を拡大しながら、自力で食事を摂ることができるようになることを目標とした。IVHをしながらではあるが、院内学級に通い始め、病棟のレクリエーションなどにも参加

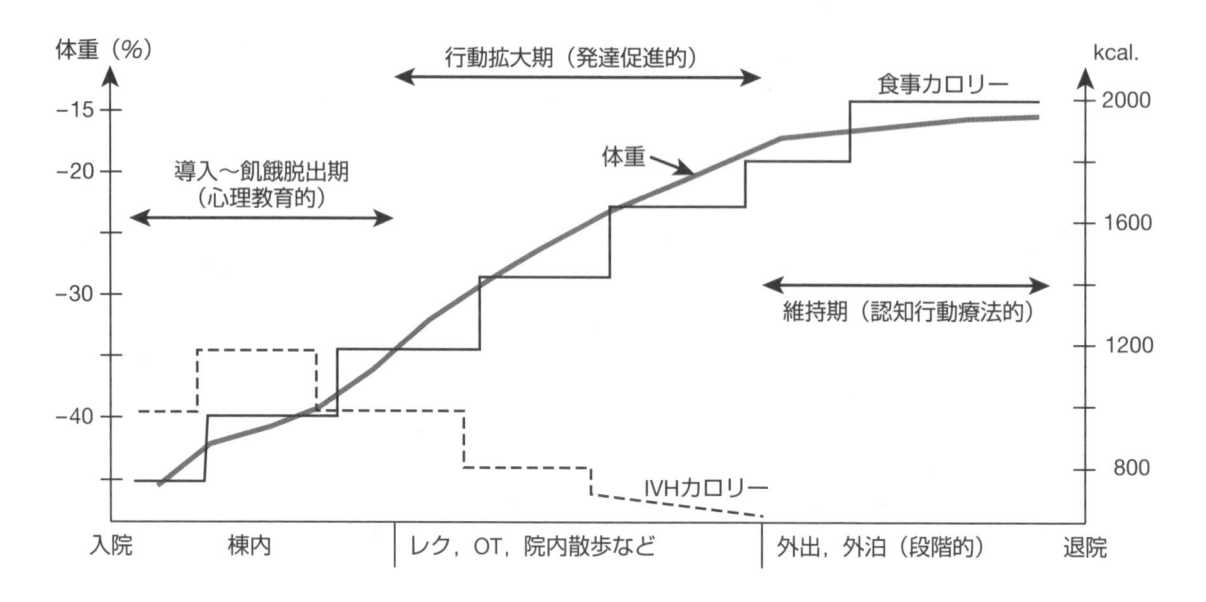

図5 IVHを用いた段階的行動療法的アプローチ

するようになった。Eにとって，私立の進学高校をめざして猛勉強をしていた頃と比べて，とてものんびりとゆったりとした生活が新鮮で楽しい体験になったと思われる。母親は，生まれて初めてEのこんなに生き生きとした表情を見たとしみじみと語った。しかし，体重が35kgになると，体重増加に対する不安が増強し，食欲低下，情緒不安定，活動性の亢進が認められた。猛勉強をしていた頃の焦燥感や母親と祖母のいさかいなどの嫌な思い出がよみがえってきたのだと述べた。こんなことをしていていいのだろうかという疑問も湧いてきたという。本人との面接を頻回に行い，家族を交えた話し合いを繰り返し，「本当に自分のやりたいことをするために自力で食事が摂れるようになろう」という治療に対するモチベーションを高めることでこの時期を乗り越えることができた。12月末には食事を全量摂取できるようになり，40kgになったためIVHを抜去することができた。

　第3期は自力で食事を摂取して正常体重を保ち，これまでの自分を振り返りながら社会に復帰していくことを目標とした。食事日記を書き，認知行動療法的アプローチを行っていくにつれ，Eは自分の唯一の拠り所であった勉強における挫折体験について，「あの頃は無理していたと思う」と少しずつ思い出すことができるようになっていった。そして，「いつのまにか『やせればすべて挽回できる』という考えに支配されてしまったような気がする」と振り返ることができるようになっていった。しかしその間も，復学を焦ったり，同年代の男子患者との交際でトラブルがあったり，外泊中に母親と祖母との確執を目の当たりにしたり，進学の不安が増したり，現実のさまざまな問題に直面していった。そのたびに，Eは情緒不安定になったり，食欲が低下したりしたが，治療スタッフは一貫して支持的に接し，本人とじっくりと話し合い，2週間に1回家族を交えた話し合いを行うことで対応していった。この時期はEが治療スタッフと家族に支えられながらさまざまな現実の問題に直面しつつ，少しずつ自分自身を認識し，発達課題を克服していく過程であったと考えることが可能であった。その結果，翌年の3月に退院となったのである。

3. 年少のAN重症例に対する母子合同入院治療

　年少のAN患者の中には重症な症例が少なくない。IVHや経鼻腔栄養を行わざるを得ない場合もまれではない。病識も乏しいことが多く，言葉による説得も奏効せず，治療に抵抗する子どもも少なくない。このような場合，われわれはIVHによる栄養管理とし，個室への母子合同入院を行うことがある。ここではAN重症例に対する母子合同入院の治療機序について述べる[1,3]。序章の症例Aおよび第4章の症例Dにおいても母子合同入院を行った。

　IVH治療は子どもにとって退行促進的に働くことが多い。それまで甘えない子どもであったのに，IVH直後から母親にべったりと甘えたり，会話に幼児語が混じったりするようになる。一方，要求やわがままが増えたりと両価的な側面を垣間みせることも少なくない。したがってこの退行促進作用を適度で有効なものとし，「悪性の退行」に陥らせない工夫が重要なポイントであると考えられる。

　以上を踏まえた上で，AN重症例は個室へ入院させ，治療初期には母子合同入院を行う。まず，ストレス状況から患児を引き離し，十分な休養をとらせる意味がある。また，構造化された保護

的な環境は，患者にとってほどよく退行促進的に働き，健康な母子一体感を実感する契機となる。母子の基本的信頼関係が希薄な家族には，初めての母子の濃密な関係を体験する機会となるかもしれない。

母親にとっては，IVHを施行することによって，子どもに食べることを強いる必要がなくなり，生命的な危険性もなくなることで，不安・緊張はいちじるしく軽減する。それまで，患児のことを思えば思うほど干渉的にならざるを得なくなっていた母親の対応に余裕が生じ，行き違いが生じやすかった母子関係が修復されることにもなると考えられる。

治療者も母子関係の現実をうかがい知ることが可能となり，なるべく具体的な問題について相談に乗ったり，アドバイスをすることが出来るようになる。このようにIVHを施行しながら母子合同入院を行うことは，単に身体管理の意義だけではなく，良好な母子関係の体験を重ねる場を提供してくれるという意義が考えられるのである。

ただし，母子合同入院はなるべく短期間に限定し，少しずつ母子分離を試みていく必要がある。母子合同入院が長期化すると，母親が疲弊してしまうことが多く，入院前に認められた母子の葛藤状況が再現されたり，治療が停滞してしまうことがある。したがって，子どもが健康を回復するにつれ，父親やその他の家族の協力を得ていくことが重要である。さらにさまざまな職種の治療スタッフもそれぞれの立場でかかわって子どもとの関係を築いていく作業が必要になっていく。

当初は母子の二者関係を重視するが，次第に三者関係あるいは他者関係へ発展させていくことになる。具体的には治療スタッフはIVHの管理をはじめとして，生きていくために基本的に必要な生活全般の管理や世話を通して患児との交流が図られていく。この過程は，患児がもう一度，母子の基本的信頼関係を獲得し，父親を含めた家族関係を構築し直し，他者との関係を築いて発達の課題を克服していく過程であるということも可能である。

G. 薬物療法

1. ANに対する薬物療法

ANに対して摂食量を増加させ，体重を正常範囲に回復させ，すべての問題を一気に解決するような薬物はないと考えた方がよい。食欲亢進作用をねらってスルピリドを使用する場合もあるが，副作用として，月経不順，乳汁分泌，錐体外路症状（アカシジア，ジストニアなど），過食などが生じることがあるため，本当に必要なケースかを十分に検討する必要がある。副作用のマイナスの方が大きい場合が少なくない。

むしろ，ANに対する薬物療法は，合併症の治療のために使用される場合が多い。うつ病や不安障害（パニック障害，強迫性障害，社会不安障害など）を合併している場合には選択的セロトニン再取り込み阻害薬：SSRI（フルボキサミン，サートラリン，パロキセチン）を使用してみる価値がある。しかし，SSRIによるactivation syndrome（イライラ感，アカシジア様症状，軽

躁状態，自殺念慮など）[14]には十分な注意が必要である。

また，低体重が持続するとイライラ感を表出したり，情緒不安定になったりする症例は少なくない。そのような症例に対して，非定型抗精神病薬を使用すると情動の安定化がみられることが多い。使用する価値はあると思われる。

2. BN に対する薬物療法

BN に対しては SSRI が有効であるという報告がある。この場合，過食，嘔吐，Body image の障害などの BN の症状そのものに有効であったという報告と，BN に合併するうつ病，うつ状態に有効であったという報告がある。SSRI のうち，とくにフルオキセチン（本邦未発売）の有効性を示す報告が多い。米国 FDA ではフルオキセチンに対して BN を適応症として認可している。その他の SSRI も同様の有効性を示す可能性がある。

さらに，これまで BN に対して薬物療法と精神療法の効果を比較した研究がなされてきた。その結果を概観すると，BN に対する SSRI を中心とした薬物療法は，過食・嘔吐や BN に併発するうつ病，うつ状態にはある程度の有効性を示すが，認知行動療法の方がより有効性は高いという結果である。薬物療法はある程度有効であるが，薬物だけで BN を治療することには限界があり，適切な精神療法を同時に行っていく必要があるといえるだろう。

また，BN 患者においては，AN 患者以上にイライラ感を表出したり，情緒不安定になったりする症例が多い。境界性人格障害を合併している症例も少なくない。そのような症例に対して，AN と同様に非定型抗精神病薬を使用すると情動の安定化がみられることが多い。過食や嘔吐そのものに対して有効性が認められる場合もある。使用する価値はあると思われる。しかし，非定型抗精神病薬による体重増加，糖尿病の悪化などの副作用には十分な注意が必要である。

H. 非言語的アプローチ

1. 非言語的アプローチとは何か

非言語的アプローチとは，「自己の感情，考え，あるいは心理的状況を，言語だけでは十分に表現するには至らない患者を対象に，言語以外のもの（絵画，箱庭，遊戯，粘土造形など）をおもな表現，コミュニケーションの手段とする精神療法であり，それによって患者の人格の成長・発展を促し，現実生活における適応の改善を目指すもの」である[2,12]。

子どもは言語的能力の発達が十分ではないため，言葉だけの方法で自己の心理的状況を表現することが困難な場合が少なくない。そのために，児童・青年期の精神科臨床では，従来より診断や治療において非言語的アプローチが試みられてきた。

2. 非言語的アプローチの実際

診察室内に，①絵画療法用具（画用紙，鉛筆，サインペン，色鉛筆，クレヨン，絵の具など），

②箱庭療法セットおよびさまざまな玩具（人形，動物，樹木，花，動物，建築物，橋，柵，怪獣など），③コラージュ療法用具（さまざまな雑誌やパンフレット，新聞紙，糊，ハサミなど），④粘土，⑤手芸セット，⑥絵本，物語，⑦1対1で遊べる遊具（サッカーゲーム，野球ゲーム，オセロなど）を予め用意しておく。

　実際は，非言語的アプローチの遊具や道具として，必ず備えておかなければならないというものはない。あまりにも遊具や道具が多彩で華やかすぎると，逆に戸惑ったり，落ち着かなくなったりする子どももいる。まずは本人が上記の中からでやってみたいものを自分で選ぶことが重要である。そして，全体の治療の中で，非言語的アプローチがけっして浮き上がらず，なるべく自然にやりとりできるような配慮が必要であると思われる。

3. 症例呈示

　症例I[2]：女子，12歳，中学1年生

　診断：神経性無食欲症，制限型

　家族歴・生育歴：父親は公務員。真面目，几帳面，仕事熱心であるが，家庭では寡黙で情緒的交流に乏しかった。実母は内向的，温和な性格であったというが，Iが5歳の時に病死した。実母の死後3年間父親は単身で生活し，Iと2歳年長の姉は他県の祖父母宅へあずけられた。Iが8歳の時，父親は再婚しIと姉を引き取った。翌年異母弟が生まれた。継母は口やかましく，勝気で，Iは一向に甘えようとしなかったため，継母の関心は弟へ向けられがちであった。Iの性格は内向的，消極的で，甘えや要求が極端に少なかった。学業成績は中位で，初潮は10歳5ヵ月であった。

　現病歴：中学入学後より，とくにきっかけはなく食事量が減少しはじめ，無月経となった。6月上旬感冒に罹患し，風邪症状に加え，嘔吐，下痢，腹痛のため体重が減少した。ところが感冒症状が改善しても食欲は低下したままであり，その後の4ヵ月で16kg体重が減少し32kgになったため，10月下旬総合病院小児科に入院となった。小児科入院後，身体的疾患は否定されたが，病棟では表情に乏しく他児との交流もなく，体重も減少し続けるため精神科へ転科となった。活動性の亢進，過食，嘔吐などの症状は認められなかった。入院時体重は29kg（標準体重の−35％）であった。

　入院後の経過：入院後も水分，食物はまったく摂取できないため，本人・家族の同意のもと経鼻腔栄養を開始したが，表面的には抵抗を示さなかった。感情表出に乏しく，自発的にはほとんど話さず，治療者の問いかけに対しても最小限の返答に終始した。看護スタッフにも親密な反応を示さず，他患との交流もまったくみられなかった。そのため，入院後1週間は母子合同入院とし，その後も頻回な両親の面会を依頼した。また，言語的アプローチだけでは治療は困難と考え，非言語的方法をすすめたところ，Iは箱庭療法を選択した。入院後初めてのIの積極的な意思表示であった。Iは毎週1回，ほぼ規則的に箱庭を行い続け，合計26回施行した。経過を前期，中期，後期の3期に分けて，各期における箱庭を示した。

1）前期：治療関係形成期

　経鼻腔栄養が続けられており，自発的な摂食量はほとんどない時期である。流動食を増加すると悪心，嘔吐が出現するため，経鼻腔栄養量は維持量とし，体重増加はI自身の自発的摂食量に委ねることとした。

　図6は2回目の箱庭である。汽車がトンネルを抜けようとする場面であり，線路の周りにさまざまな動物がペアあるいは家族で置かれている。Iが表面にみせる無表情で寡黙な様子とは異なる豊富で活発な内面が表され，治療者も驚かされた。トンネルから抜け出ようとする汽車は，治療への期待や意欲とみることもできるかもしれない。あるいはトンネルを母親と考えると，母親からの分離のテーマととらえることも可能かもしれない。

　図7は5回目の箱庭である。柵に囲まれた内側に，学校，家，食卓，池，橋，舟，灯台などが置かれ，食卓の傍らには母親が立ち，それに背を向けるように，橋に向かって一人の少年が立っている。寂しく，孤独な雰囲気の中に緊張感も感じられる箱庭である。母子関係，食卓状況，家族関係などが象徴的に表現されていると考えることも可能である。

2）中期：摂食障害治療期，家族関係調整期

　治療関係が成立するのとほぼ並行するように，自発的摂食量が次第に増えるとともに，体重も少しずつ増加していった。治療者に対し緊張感が薄れ，多少の親しみを示すようになり，口数は少ないが少しずつ自発的言語表現が増えていった。病室でも笑顔が見られるようになり，特定の看護師や患者と言葉をかわすようになったが，同年代の子どもとの交流はほとんどなかった。母親に対しては，拒否的な態度の中にもすねたり甘えたりすることが見られるようになった。治療者には，少しずつ自然な母子関係が芽生えつつあると感じられた。入院3ヵ月後には食事を全量摂取可能となったため経鼻腔栄養を終了した。

　図8は8回目の箱庭である。トンネルに汽車が入り込もうとする場面を作り，左上には教会と墓地を，右下には家，庭，公園が作られた。神聖で宗教的な部分と現実的な部分がレールで分割されている。トンネルを母親と考えると，母親への再接近の欲求と考えることもできるかもしれない。

　図9は12回目の箱庭である。トンネルから再び汽車が抜け出した場面を作った。右上に木に囲まれた神社を置き，左下に公園が作られた。8回目の箱庭（**図6**）と比較すると，汽車の方向，神聖な建物の位置や家・公園の場所が逆転しており，ユングのいう「相互反転 Enantiodromia」の現象が生じたと考えることも可能である。Iの心を取り巻いていたマイナスの力が一転してプラスに転じ，2つの世界の統合がなされたと考えることもできるかもしれない。あるいは，行き違いが生じやすかった母子関係が，自然な同調を始めたといえるかもしれない。この12回目の箱庭を作った翌日，Iに約1年ぶりに月経が再来したのである。

3）後期：学校への適応期

　この時期には，毎週規則的に箱庭を作ることはなくなり，その日の気分に応じて，箱庭は作ら

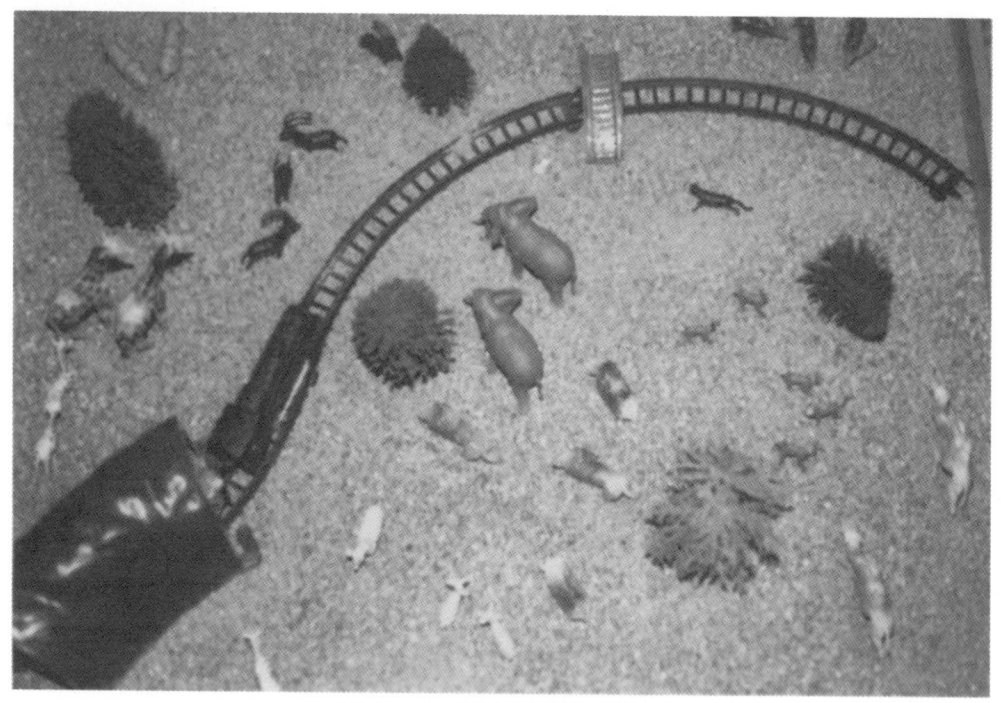

102　第5章　子どもの摂食障害の治療

図6　Iによる2回目の箱庭

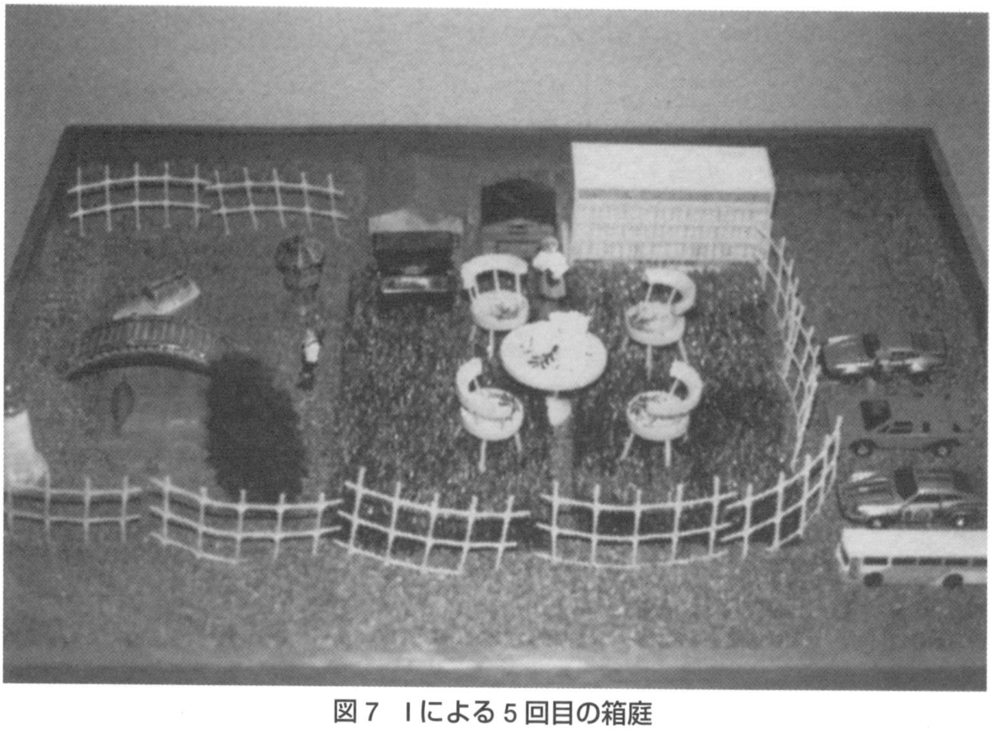

図7　Iによる5回目の箱庭

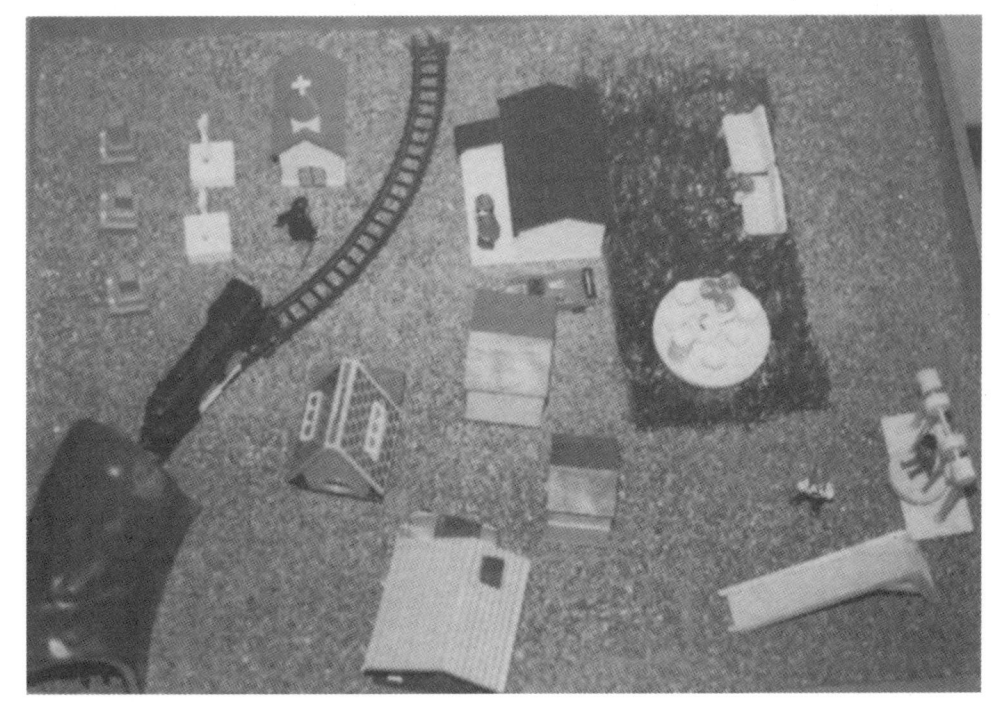

図8　Iによる8回目の箱庭

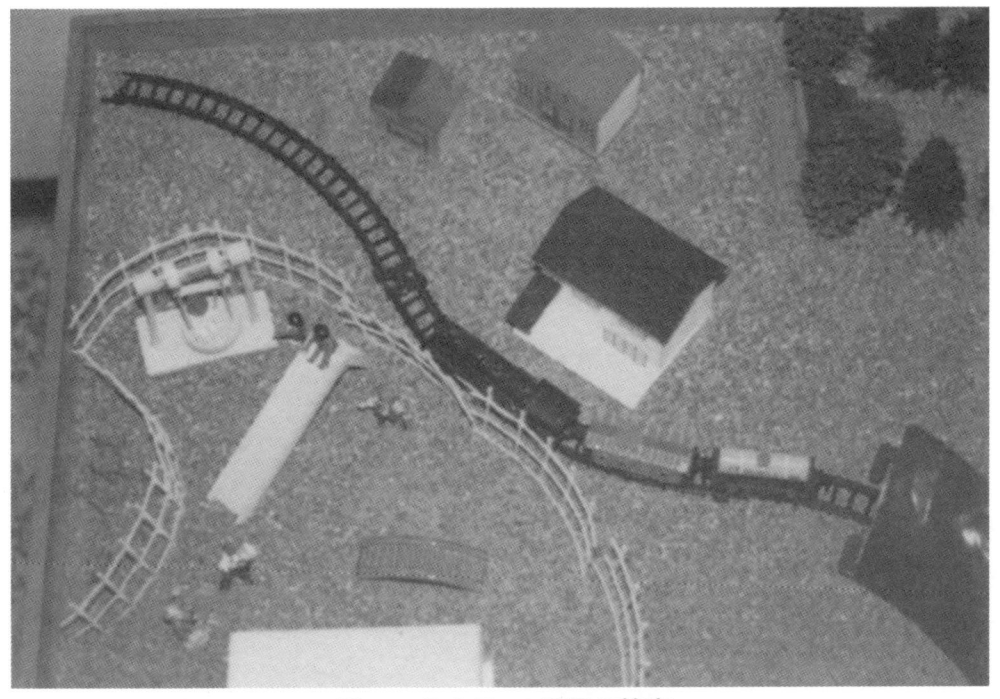

図9　Iによる12回目の箱庭

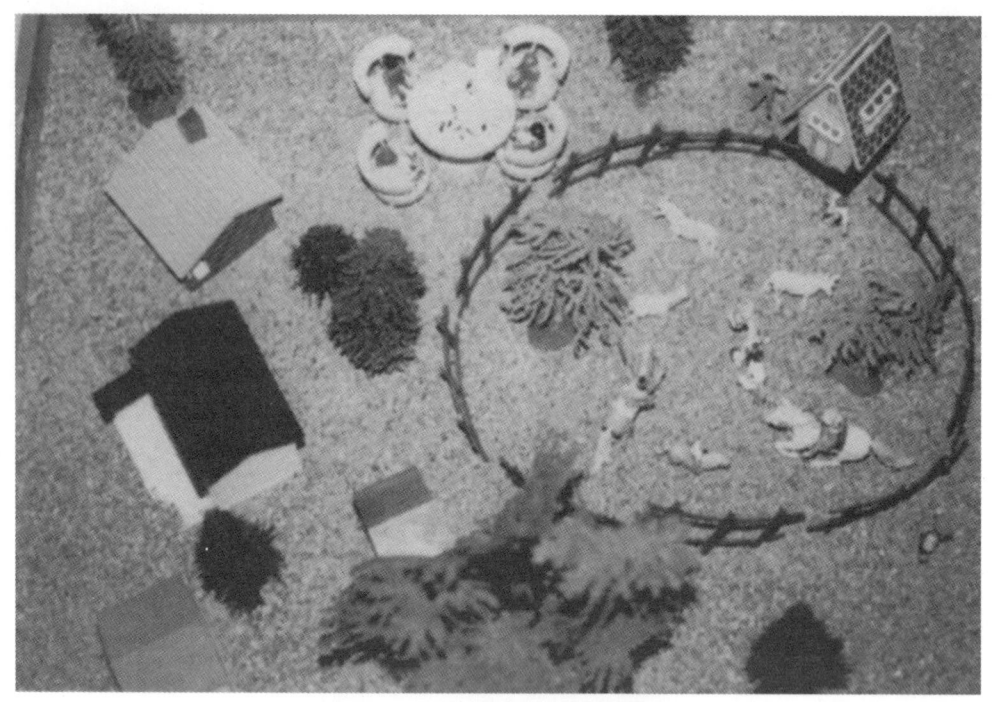

図10　Iによる13回目の箱庭

ず言語的面接のみで終了することもみられるようになった。少しずつ，拒否や自己主張が可能になってきたとも考えられた。また，病院併設の院内学級へも元気に通い始め，同年代との交流も年齢相応にできるようになった。

　図10は13回目の箱庭である。食卓には家族が座って食事をしている。柵の中ではカウボーイが家畜を追っており，ダイナミックな作品となっている。

　食事に関してはまったく問題なくなった。母親との関係は，まだ多少遠慮がちで距離をおいてはいるが，自然に甘える場面が多くなってきた。Iは家から院内学級へ通う練習を約2ヵ月続けた後，退院して地元の学校へ復学した。退院後の経過は順調である。

　症例J[2]：女子，14歳，中学3年生
　診断：神経性無食欲症，むちゃ食い/排出型
　家族歴・生育歴：両親と4歳年下の妹との4人暮し。父親は温和，社交的であるが，仕事が多忙で家族との接触は少なかった。転勤が多く，一時単身赴任の時期もあった。母親は几帳面，干渉的で，情緒表現は多いが一方的であり，Jのつらさや苦しみに対して深刻味に欠け，共感することが少ない印象を受けた。Jは躾に手がかからず，明朗，活発，負けず嫌い，完璧主義で，学業成績も優秀であった。
　現病歴：中学1年の時，勉強で競っていた同じクラスの友人がやせていたため，「自分もやせ

て格好良くなりたい」と思い，食事制限を始めた。1年半で14kg体重が減少し27kgとなった。そのころから活動性の亢進，過食，嘔吐などの症状が出現した。小児科へ入院し，行動療法的治療を受け，一時体重は増加したが，退院後急激に体重が減少し続けるため，中学3年生の4月，精神科を紹介され入院となった（24kg，−48％）。

　入院後の経過：入院後も摂食量が少なく体重減少が続くため，点滴と経鼻腔栄養を始めたが，点滴をつまらせたり，経鼻腔栄養後の嘔吐などの強い抵抗を示した。また，盗食，食物の貯め込み，隠れ食い，菓子類の過食，嘔吐，活動性の亢進などの諸症状が目立ったが，Jは上記事実を一切否認した。Jは表面的には言語表現は豊富で，日常生活上の要求は次々に主張していったが，要求が通らなかったり，食行動について誤解されていると感じたりしたとき，怒って口をきかなくなったり，「わかってくれない」と言って泣き出したりするなどの反応を示した。

　図11は，このころ施行した心理検査における人物画である。中性的な子どもの絵には口が描かれていない。食べることの拒否ということだけでなく，治療者との言語的なコミュニケーションを拒絶するという意味とも考えられた。

　このように否認機制が強く言語的治療がなかなか深まらないため，Jと相談のうえ非言語的アプローチに導入した。同時に，合同家族面接を毎月2回，同一治療者が行った。個人精神療法場面では，Jは非言語的アプローチを抵抗なく，むしろ大変喜んで受け入れ，毎週定期的に行った。非言語的アプローチの経過を，用いた方法によって3期に分け，各期における作品を示した。

1）箱庭療法

　箱庭は合計10回行った。この時期は相変わらず否認機制は強固であり，上記のような治療への抵抗，食行動異常は続いていた。治療者は侵入的，対立的な態度にならぬように注意し，患者自身に主導権を委ねることを基本姿勢とした。したがって，患者の否認機制に対し直面化，解釈などは行わなかった。

　図12は初回の作品である。左上を川で分離し，右側に街並みを作った。最後に川に橋を架け，旅行者が渡ろうとしている場面を作った。表面的には治療に抵抗を示していたが，非言語的アプローチによって，ようやく治療への動機づけができてきたといえるかもしれない。

2）きっかけ法

　治療開始2ヵ月後，Jの希望により非言語的方法を「きっかけ法」に変更した。これは，治療者が簡単な描線を提示し，それをきっかけとして患児が絵を完成させる方法である。治療者もきっかけの線を描くことで，描画制作に加わることが，患児に共同作業という一体感を与えたのかもしれない。またそのことが，治療者－患者間の行き違いを修正し，感情のずれを是正したり補ったりすることにプラスに働いたといえるかもしれない。きっかけ法に変更後，Jは治療者に対して少しずつ自己のさまざまな感情を言語的に表現できるようになっていった。また，このような治療関係の変化と並行するように，治療に対する抵抗や食行動異常は減少していき，点滴および経鼻腔栄養はとれ，自発的摂食量が次第に増加していったのである。

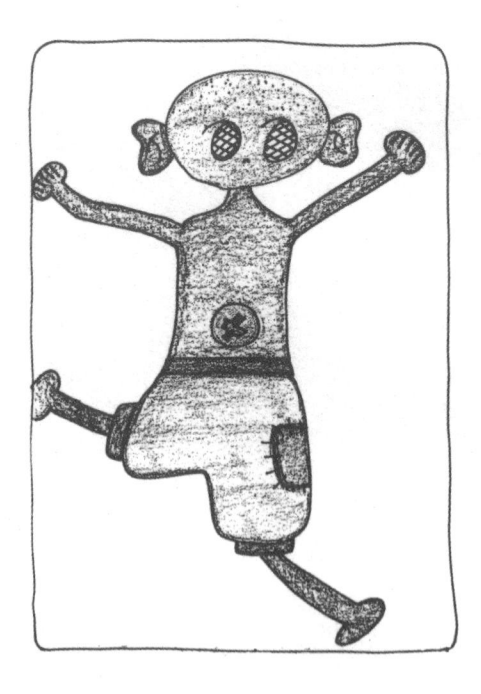

106 第5章 子どもの摂食障害の治療

図11 Jによる人物画

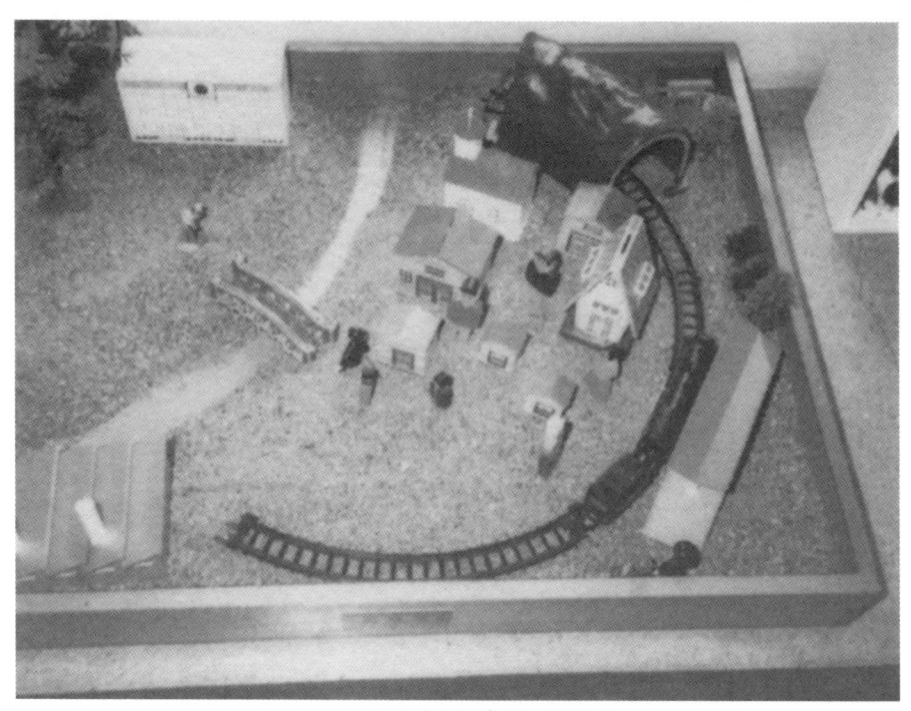

図12 Jによる箱庭（初回）

図13, 14は全体が少しずつ動きだし，活動的になっている様子が表れているが，まだいくぶん防衛が強いという印象も与える作品である。

3）スクィグル法

治療開始7ヵ月後，Jの希望によりウィニコットのスクィグル法に変更した。これは，治療者と患児が交互にきっかけの描線を出し合い，交互に絵を仕上げるという方法であり，他の描画法よりもいっそう治療者－患者間の相互性の強い方法である。この方法に変更してから，Jは治療者との面接を心待ちにし，積極的に親しみを表すようになる一方，治療者に対する両価的な感情も率直に表現するようになっていった。治療者には治療的距離がさらに接近し，かつ安定したと感じられた。また，Jは自ら過去の問題行動について，その時の心理状態とともに内省することが可能になっていった。たとえば，「点滴をつまらせたり，経鼻腔栄養後に吐いたりしたけれど，あの時は，無理矢理太らされるような気がしてどうしてよいかわからず，とにかく必死だった」「やせていた時は，頭の中はいつも食べ物のことでいっぱいだった。でも本当に食べようとしても食べられなくて困っていた。わかってもらえなくて誰も信じられなかった」などと言語化できるようになり，次第に洞察を深めていったと考えられた。

図15, 16からは，ユーモアや生き生きとした躍動感が感じられる。Jはスクィグル法に変更してから3ヵ月後に退院した。

その後の経過は長期におよんだが，作業療法，デイケアにおいてさまざまな対人関係の経験を積み重ねることにより，過敏で傷つきやすく動揺しやすいところが緩和され，次第に自信を回復していった。2年遅れたものの大学に入学し，現在は順調な生活を送っている。

4．非言語的アプローチの治療的意義

非言語的アプローチの精神療法的意義について以下に列挙してみたい[2,12]。

1）緊張感から解放される

対人緊張が強く，言語のみでは自己表現が困難な症例にとって，非言語的アプローチは安心して自己を表現できる場となる。自分自身を非言語的媒体を通して間接的に表現することにより，対人的な不安を回避し，ゆとりをもつことが可能となる。

2）「心の窓」をみつける

言葉でうまく自分を表現できない子どもに対して，治療者は子どもが自己を表現しやすい媒体を見つけて，子どもの表現をそこに映し出させてあげて，それに気づいてあげる必要がある。子どもも「心の窓」を得て，自己をうまく表現できる手段を獲得することが出来るのである。

3）主体性を獲得する

患者は非言語的アプローチ導入時に，断わる自由をもち，技法の選択，あるいは変更や中断に

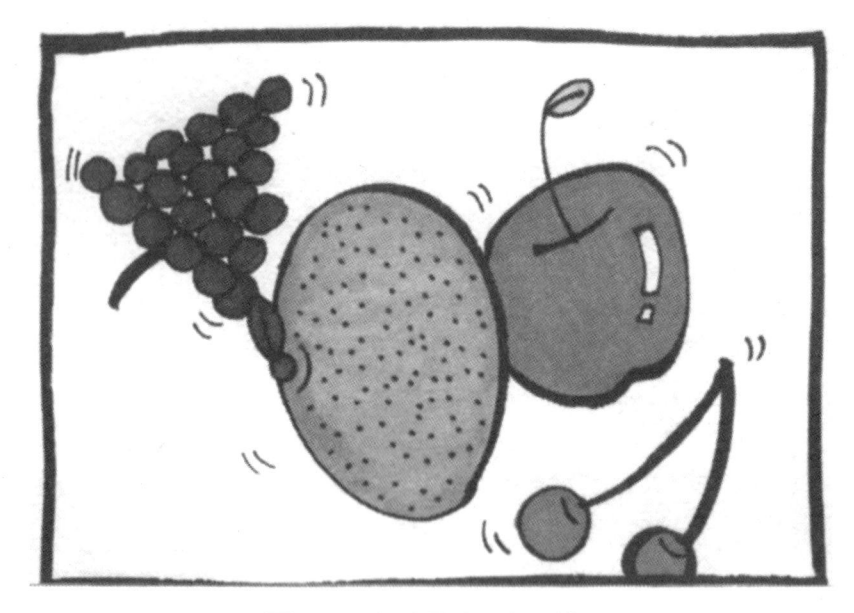

図13　Jによるきっかけ法

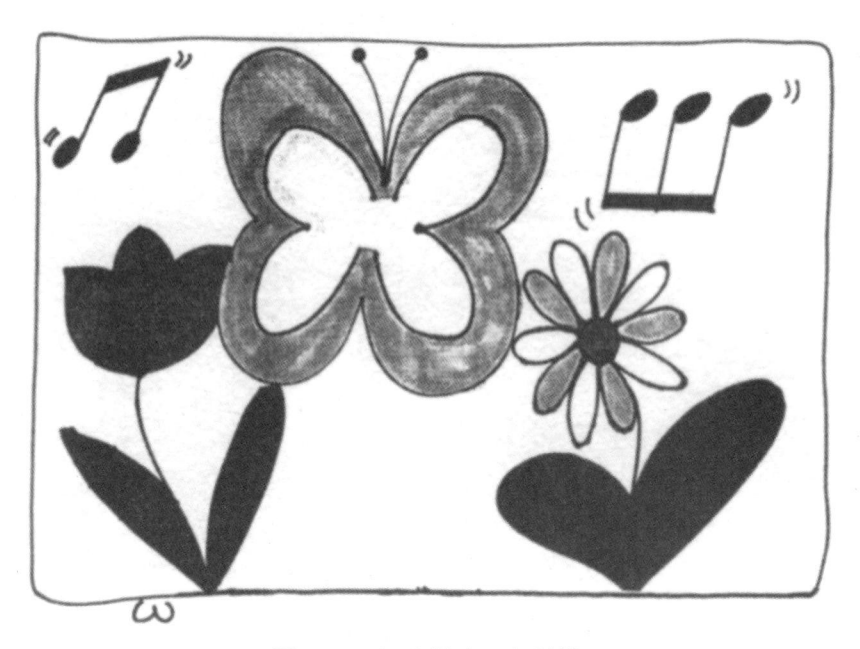

図14　Jによるきっかけ法

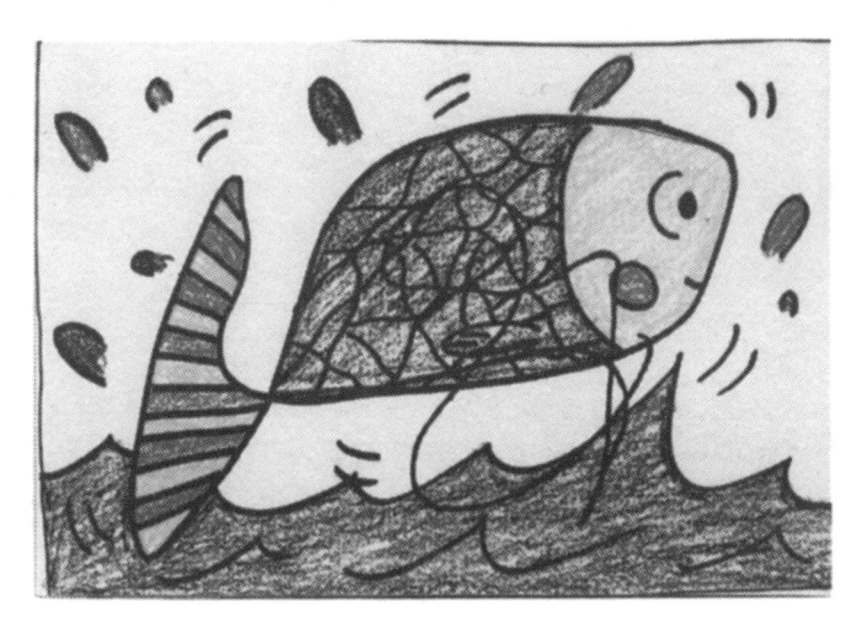

図15　Jによるスクィグル法

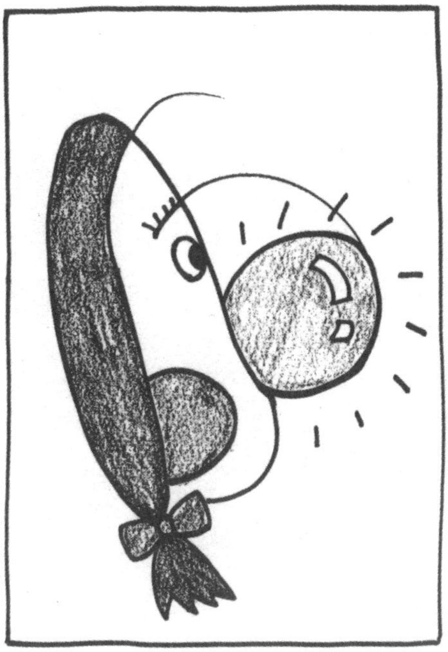

図16　Jによるスクィグル法

関しても志向性が尊重される。このことは治療への動機づけが不十分な児童・青年期の患者の主体性の獲得に重要な意味をもつものと考えられる。

4）治療関係が深化する

非言語的アプローチは患者と治療者の共同作業とみなすことができる。その一体感が患者に安心感を与え，飾りのない生身の自分をさらけだす契機となる。治療関係が急激に深化することも少なくない。しかしそれゆえ，非言語的アプローチはしばしば患者の退行を促すので，安易で無制限な許容が行われることがないよう十分な注意が必要である。

5）悪性の退行を防ぐ

一方，治療者－患者間にある媒体を導入することにより，治療者に直接向けられるはずの攻撃性や依存の感情がその媒体の中に表わされ，緩衝作用をもつ場合もある。激しい攻撃性などが遊びの中で発散されることもあるだろう。

6）穏やかな「気づき」を可能にする

言語的な交流の中では直接指摘しにくいことが，非言語的交流の中ではそれほど相手を傷つけないで指摘できる場合がある。現実に直面化させにくいことが，非言語的交流の中では可能になることもある。非言語的アプローチの中では患者がさまざまな感情や葛藤を穏やかな形で気づくことができるのである。

7）症状性からメッセージ性へ転換する

治療者が患者の表現したことがらを的確に捉え，さまざまな感情や葛藤を理解したことを適切な形で返していくことは，患者にとっては存在そのものをそのまま認められたという新鮮な体験となる。それは患者がそのような感情や葛藤に自ら気づくことにもつながる。患者は理解されたという感覚と自らの感情や葛藤に気づくことによって，不安はいちじるしく薄らぎ，症状も軽快することがしばしば生じる。

8）治療関係の質を知りうる

非言語的アプローチの中には治療者－患者関係の深化の程度，治療的距離，治療関係の様相などがさまざまに表現されると考えられる。言い換えれば，「関与しながらの観察」がなされやすいといえよう。治療者の自己洞察のためにも大いに役立ちうるといえよう。

9）潜在する治癒可能性に気づく

態度，行動の一般的観察や言語的表現だけでは感知しえない患者の意外な側面—多くはネガティブな言動とは正反対の健康的な側面—を見い出しうる。その時の新鮮な驚きは治療的展開をもたらすことが少なくない。

5. 治療者—患者関係と治療機序

　非言語的アプローチを行うことによって，治療者は患者に対する理解が深まるばかりでなく，治療関係の質や治療者自身の状態を知ることが可能となる。すなわち，治療関係の中に非言語的媒体を導入することによって，治療関係の深化の程度やその様相，治療的距離などが認識しやすくなり，治療の全体的な流れが捉えやすくなる。一方，治療が進展し，治療関係が深まるにつれ，患者は新しい対象としての治療者を取り入れ，内在化していく。

　ここで治療者は，一方で患者と同じ視線に降りて，同じ次元で遊びながら，もう一方では，第三者の視点で治療者自身を振り返り，治療者—患者間の関係性を客観的に捉えようと努力することが要求される。すなわち自己の感情，欲求，葛藤などを認識し，自分が患者にどのようなイメージを与えているか，自己の言動が患者にどのような影響をおよぼしているか，などを洞察することが必要とされる。なぜなら，治療者が自己を洞察している深さにおいてしか相手の問題は理解できないからである。

　以上のような，治療者が第三者の視点を持ち，自らを理解しようとする努力は，結果的にこのような治療者の姿勢を患者が取り入れ，内在化することにつながると考えられる。このような機制によって患者は，第三者の眼を通して，自己，他者，さらには世界を新しい視点で見直す契機をもつと考えられる。これが患者の客観性を発達促進させることにつながると考えられる。患者が自身のさまざまな感情や葛藤に対して，客観性をもって認知，自覚する端緒ともなるのである（**図17**[12]）。

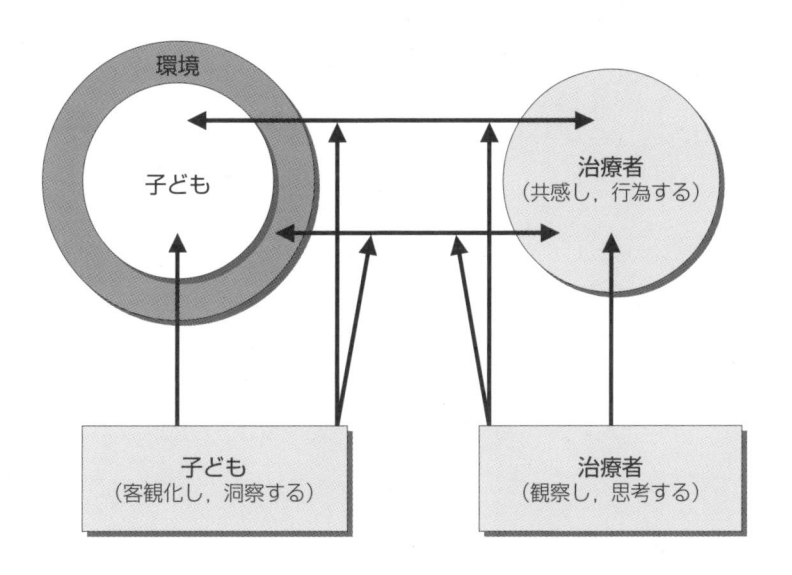

図17　子どもと治療者の関係

■ 文　献

1) 傳田健三：Anorexia nervosa 重症例に関する臨床的研究－IVH 施行例について－．精神神経学雑誌，99：198-214，1997
2) 傳田健三：子どもの遊びと心の治療－精神療法における非言語的アプローチ．金剛出版，東京，1998
3) 傳田健三：若年発症の摂食障害に関する臨床的研究．児童青年精神医学とその近接領域，43（1）：30-52，2002
4) 傳田健三：子どものうつ病－見逃されてきた重大な疾患－．金剛出版，東京，2002
5) 傳田健三：子どものうつ，心の叫び．講談社，東京，2004
6) 傳田健三：大人も知らないプチうつ気分とのつきあい方．講談社，東京，2006
7) Fairburn CG：Cognitive-behavioral treatment for bulimia. In：Garner DM, Garfinkel PE (ed)：Handbook of Psychothrapy for Anorexia Nervosa and Bulimia. Guilford Press, New York, 1985
8) Fairburn CG：Overcoming Binge Eating. Guilford Press, New York, 1995
9) 藤枝憲二，加藤則子，伊藤善也，立花克彦：横断的標準身長・体重曲線，ヴイリンク，2005
10) 切池信夫：摂食障害－食べない，食べられない，食べたら止まらない－．医学書院，東京，2000
11) 村瀬嘉代子：子どもの精神療法における治療的な展開－目標と終結．児童精神科臨床2　治療関係の成立と展開，星和書店，東京，1981
12) 村瀬嘉代子：こどもの心に出会うとき．金剛出版，東京，1996
13) 大野　裕：「うつ」を生かす－うつ病の認知療法－．星和書店，1990
14) 清水祐輔，賀古勇輝，北川信樹，傳田健三，小山　司：児童・青年期の大うつ病性障害患者における抗うつ薬（主にSSRI，SNRI）による情動変化および自殺関連事象の臨床的研究．児童青年精神医学とその近接領域（印刷中）
15) Treasure J：Anorexia Nervosa：A survival guide for families, friends, and sufferers.（傳田健三，北川信樹訳：拒食症サバイバルガイド－家族，援助者，そしてあなた自身のために－．金剛出版，東京，2000）

第 6 章

家族に対するアプローチ

A. 摂食障害患者を抱える親の諸相

B. 母親の役割：ほどよい母親——グッドイナフ・マザー

C. 父親の役割

D. 家族へのアプローチ

E. 家族はどう対応したらよいか——家族の対応10ヵ条

第6章 家族に対するアプローチ

A. 摂食障害患者を抱える親の諸相

下坂幸三は摂食障害およびそれに付随する問題行動が長期に続く患者を抱えた両親に生じる態度について次のように述べている[7]。

① 患者も親もともどもに巻き起こす渦の中にあり，親は成すすべを見失っている。もっとも時には片親—主として父親—は，渦の外にいるかのごとく無関心に見える挙動を示している場合もある。
② 発症以前は，問題がとくになかったとおおむねみなされていた患者たちであるだけに，親は当てが外れたとの思いにとらわれ，問題の長期化につれ，彼らの感情は失望から絶望へと移行していく。
③ 万策尽き窮境の中で，配偶者の対応を互いに責め合う事態が生じやすい。この延長線上で，双方の原家族のありようを非難しあうこともしばしばである。
④ 親を始めとする家族成員は，不安，焦燥，後悔，自責，恥，怒り，恨みなどの諸感情にとらわれ，疲労し，抑うつ的となり，不眠，頭重といった身体的な不調を憶えるようになることも少なくない。
⑤ 患者のふるまいの意味を家族なりに把握しようとするが，それは病気，怠け，わがままなど，さまざまな姿に映り，結局は得体が知れないという無力感に陥るか硬直したひとつの判断に固執しようとするようになる。
⑥ 患者のみならず家族も，こうした事態に困り果て，治療者に受け止めてもらえるか，批判や叱責を受けるのではという不安とおそれを抱いていると推測される。

親がこのような状態を呈するまでには，その家族によってさまざまな経緯があるが，別の方向から眺めると，このような親の姿は，「追いつめられた親」の姿そのものであるということも可能である。子どものために，自分たちなりにできる限り努力したが，適切な方法を知らないため，あるいは周囲から適切なアドバイスを得られないため，全力を尽くしたにもかかわらず，悪循環

に陥り，深みに陥ってしまった姿ということもできる。

　このような親を責めることは簡単であるが，誰しもこのような状態に陥る可能性を持っている。他人のことはよくわかっても，自分のことになると，まったくわからなくなってしまうものなのである。まず，親の役割について考えてみたい。

B. 母親の役割：ほどよい母親——グッドイナフ・マザー

　イギリスの小児科医でもあり精神分析医でもあったウィニコットは，適切な母親の養育の姿をグッドイナフ・マザー（ほどよい母親）と呼んだ。グッドイナフ（ほどよい，適度な，適切な）とは，完璧な，立派な，申し分のない，手の行き届いたという意味ではなく，「ふつう」に育てることである。それでは，「ふつう」に育てるということはどういうことなのだろうか[3]。

　乳児は，生活すべてを親（とくに母親）へ依存しているため，乳児期には，母親が，泣いている赤ん坊をみて，その不快の意味を赤ん坊に代わって考え，授乳したり，おしめを替えたりして，解決へ導くわけである。赤ん坊は，この時期の養育体験を通じて，自他の区別や不快の感覚をしだいに認識するようになっていく。そして，そのためには，母親の試行錯誤が重要な役割を果たすことになる。ここで，グッドイナフ・マザーが，すなわち「ふつう」の母親であることが求められるのである。要するに，少しおっちょこちょいで，さほど神経質ではなく，愛情ある母親のことを思い浮かべるとわかりやすいかもしれない。

　「ふつう」の母親は，赤ん坊の泣き声をすべて完璧に聞き分けようとしても，いくつか失敗をしてしまうものである。うんちをしてしまったのに授乳したり，ただ眠いだけなのに病気と勘違いしたりする。しかし，このようなサインの見落とし，理解の失敗が，実は子どもの精神発達にはきわめて重要な意味をもつのである。サインを見落とし，理解を失敗した母親に対し，子どもは「お母さん，そうじゃないんだ。うんちだよ，うんち」と自己主張として大泣きすることを始めるようになる。それだけでなく，自らの感情や欲求，あるいは快・不快を認識しやすくなるのである。

　ところが完璧な母親は，赤ん坊の欲求をすべて完璧に理解してしまおうとし，それを実際に行ってしまう。さらに完璧性を追究しようとすると，結果的に，同じ時間に授乳したり，おしめを替えたりするようになっていく。赤ん坊は完璧に不快を理解されるだけでなく，不快を感じるや否や，あるいは不快を感じる前に母親が対応してしまうため，結果として泣くことすらしなくなり，自己の感情や欲求の認知も遅れることになってしまう。そして，従順で手のかからない完璧なよい子ではあるが，自己主張の乏しい，主体性に欠けた子どもが出来上がってしまうことになるのである。

　グッドイナフ・マザーの概念には，「理想の子育てとは何だろう」と思い悩み，自分の養育に自信を失い，頑張りすぎて疲れ果てている母親に対して，完璧に子どもを理解しようとする強迫的な呪縛から解放するという作用がある。多くの母親に安心を与える考え方でもある。あるいは，教育，指導，そして治療における基本的な姿勢と考えることもできるかもしれない。すなわち，グッドイナフ・マザーの概念は，大人と子どもの人間的なかかわりにおける基本的な考え方とい

えるのではないだろうか。

C. 父親の役割

1. これまで言われてきた父親像

　精神分析学において子どもの世界に父親が登場するのは，幼児期（4～5歳），すなわちエディプス・コンプレックスの時期である。つまり，乳児期の母子関係中心であった世界に，ようやく父親の姿がみえてくる。簡単に言うと，そこで両親と自分との三角関係に悩むのがエディプス・コンプレックスというわけである[3]。

　そして，子どもが児童期の間の父親の役割はほとんど重要視されておらず，まるでしばらく父親は地下に「潜伏」しているかのようであり，思春期に突然「壁」として立ち現れるという役回りになっている。つまり，従来から父親の役割というと，おもに思春期以降における，①父親は社会的な存在である，②父親は子どもの人格形成において倫理的，道徳的モデルとなる，③父親は家族の精神的，経済的支柱である，④父親は子どもを社会および現実世界へ導く橋渡しをする，という役割が往々にして強調されてきた。

　すなわち，これまで学問的には，子ども時代の父親の役割はあまり重視されてこなかったというのが本当のところなのである。子どもが思春期になって，自立の時に初めて，社会というものを教え，乗り越えるべき「壁」として登場することなど，あまり現実的ではない。なぜなら，子どもは小さいときから父親のことをしっかり見ているのである。それまで，あまり家族との関係が密接ではなかった父親が，子どもが思春期になって突然「壁」として現れても，子どもにとってはうっとうしいだけかもしれない。あるいは家庭内暴力の息子に逆にこてんぱんにやられてしまう可能性もある。

2. 新しい父親像

　近年，思春期や青年期において，摂食障害，家庭内暴力，自傷行為などの病態を示し，問題行動が激しく，いちじるしく情緒不安定な状態を呈する症例が増えてきた。境界性パーソナリティ障害という診断名がつくことが少なくない。

　彼/彼女らはしばしばいちじるしい退行状態を示し，家族とくに母親を巻き込み，激しい依存と独立の葛藤状況を呈する。彼/彼女らは，発達上きわめて早期の幼児期の親子関係に何らかの問題があると考えられるようになった。その結果，幼児期よりもっと早期からの父親の役割の重要性が強調されるようになってきたのである。一般的に考えれば，子どもが小さいときから父親の役割が重要であることは当然の話である。しかし，学問的には，最近になってようやく父親の役割が再考されるようになってきたというのが現実である。

　境界性パーソナリティ障害の研究で有名なマスターソンは，子どもの発達過程おける正常な自我の発達に及ぼす父親の役割を次のように総括している[5]。

①父親と子どもの関係はすでに乳児期の母子密着段階から始まっている。父親が乳児に十分働きかけ、見慣れている存在であると、乳児は父親に人見知り不安を示さない。
②父親は、母子の密着関係から子どもを現実世界へ引き出し、魅力あふれる現実世界に引きつける役割をする。
③よちよち歩きの幼児が行動半径を拡大して、少しずつ母親から離れ、ささやかな冒険活動をするときに、父親は現実世界から、心躍るわくわくする存在として現れる。
④父親は「強く束縛する母親からの救済者」として、「光り輝く鎧に身をかためた騎士」として登場する。すなわち、母子の強い密着関係の鎖を解き放ち、現実社会へ引き出し、社会化の第一歩を助ける働きをする。
⑤幼児が行動を拡大し、少しずつ母親から離れ、冒険活動をするときに、子どもの父親への愛着が深まっていく。この段階において父親は、意気揚々として現実世界への冒険に乗り出す子どものための案内役である。父親との豊富な遊び体験が重要な意味をもつ。
⑥幼児が行動を拡大し少しずつ母親から離れようとする時は、同時に不安も増強し、母子密着関係に逆戻りしたいという欲求も強まる。安定した父親の存在が安心を与える。
⑦乳幼児期からの父親の積極的なかかわりが、子ども、母親、父親の安定した三者関係の形成に寄与する。

　従来から、「存在感のない」「家庭を顧みない」「父親不在」「仕事中毒」「父性の欠如」などと言われ続けた父親であるが、実はその役割は、「光り輝く鎧に身をかためた騎士」というすばらしいものであり、子どもを現実世界へ引き出し、興味溢れる世界へ導くというきわめて重要な役割を担っているということができる。換言すると、子どもの精神発達において、父親も母親同様、ごく早期の発達段階から常に絶えることなく、主体的に、一人の個人として子どもに対峙し、積極的に関係を形成していく必要があるということになるだろう。自立や社会化ということは思春期になって突然行われるものではなく、小さい頃から少しずつ培われていくものなのであり、それには小さい頃から父親が絶えず子どもと適切な関係を形成していることが不可欠なのである。

D. 家族へのアプローチ

　児童・思春期は、いまだ心身ともに成長の途上にあり、心理・社会的に親へ依存している時期である。したがって、子どもの摂食障害の治療や状態改善のために、親へ働きかけ、協力を得ることは不可欠である。ここでは、いわゆる家族療法といわれる特定の理論や技法を紹介するのではなく、日常臨床において必要な、ごく一般的な家族へのアプローチについて述べてみたい[2,3]。

1. 初診時における留意点

1）親もまた苦しんでいることを理解する

　治療者の陥りやすい態度として、知らずに親を責めてしまうことがあげられる。治療者が子ど

もの立場に立ち，共感を深めるほど，ともすると親への非難や陰性感情が治療者の心にわきあがってくることがある。子どもが苦しんでいるのに，親が事情を理解せずにのんきにしているようにみえるときや，病気とは知らずに叱責したり，叱咤激励しているときなど，つい親を責めてしまうのである。しかし，そのようなとき，親は子どもが摂食障害という病気であることを知らないために，どうしてよいかわからなかったり，子どものために何とかしてあげたいという気持ちからそうせざるを得なくなっている場合が少なくない。親もまた，苦悩しながら，追いつめられた気持ちで来院している場合がほとんどなのである。そのような親に対して治療者が批判的になって治療がうまくいくことは少ない。治療者に責められて落ち込んでいる親をみて，子どもはなお一層申し訳ないと自分を責めてしまうものである。

また，親は，専門家よりずっと長い間，子どもの状態をみて，さまざまな試みをしてきていること，秘めておきたい家庭の弱点を他人に伝えなければならない苦痛を抱えていることなど，親の苦衷を理解し，つらい立場を尊重する配慮とあくまでも謙虚な態度が治療者に求められる。

2）心理教育的アプローチの重要性

家族へのアプローチで最も重要なことは，十分なインフォームド・コンセントを含めた心理教育的アプローチをきちんと行うことである。具体的な対応の方法について以下に列挙してみたい[4]。

①両親に対し，摂食障害という病気について，きちんと詳細に，またできるだけ噛み砕いて説明し，治療に対する同意を得る。
②両親から病気に関する詳細，家族・社会環境，生育歴などについての情報を得る。
③病気について，一般的にそれをどうとらえ，どう対処したらよいか指導する。
④子どもの正常な精神発達を説明し，患児の精神発達上の問題点を示す。
⑤両親として，どのような養育態度をとったらよいか，どこまでが両親に可能な部分であり，どの辺に限界があるかを助言する。
⑥日常生活上の患児の反応にどうかかわるかについてなるべく具体的に助言する。
⑦子どもが何を感じ，何を考え，なぜそのような行動をとるのか助言する。
⑧治療方針，現時点で考えられる今後の見通し，一般的な予後などについて，可能な範囲で説明する。

3）とりあえず親にしてもらうこと

①現在の状態は，気軽なダイエットではなく，単なる気晴らしで過食しているのではなく，性格の問題でもなく，また親の養育の問題でもなく，「摂食障害という心と身体の病気」なのだということを理解してもらう。
②摂食障害は，悲観することはないが，けっしてあなどってはいけない病気である。病気のことをよく理解し，回復に向けてお互いに協力し合っていくことを約束する。
③子どもがどうして摂食障害になったのか，情報を交換しながら，可能な範囲でともに考えていく。子どもがここまで追いつめられた心理的道程を，子どもの気持ちに添って理解するよ

うに促す。
④今は，子どもをゆっくり休ませ，子どものつらさを理解して，包み込んでやる以外にないと説く。現在の症状のつらさを子どもに代わって詳しく説明する。
⑤子どもがどんなに親に悪態をついたとしても，どんなに反抗的であっても，どんなに冷淡であっても，それはもっとも頼りにしている人への裏腹な態度なのであり，子どもにとって家族はいつでも唯一最大の支えであることを説明する。
⑥今は摂食障害が続いていて，本人も家族もとてもつらいが，必ず解決策があり，状態は改善の方向に向かうことを繰り返し説明する。
⑦子どものペースを尊重する。治癒の過程はゆっくりしていることを認識する。家族全体も，少しのんびり，ゆったりとした生き方を大切にする。
⑧家族が疲れ果てては治療にならない。子どもはそれをみてまた自分を責めてしまうので，家族自身の休養と精神衛生に気をつける。

2. 家族へのアプローチの基本的な考え方[1,2]

①精神科の治療とは多くの場合，患者自身のもっている自然治癒力を最大限に引き出し，それに力をかして，患者が自らの力によって回復していくのを見守ることにほかならない。薬物療法も精神療法も，この自然治癒過程を促進させるひとつの手段である。
②同様に，家族自体にも自然治癒力があると考えるべきである。また，それぞれの家族には独自の歴史や経緯があることも事実である。したがって，家族を急いで変えようとしたり，コントロールしようとせず，家族がもっている内なる力を信頼することがまず重要である。治療者が変化を家族に押し付けるのではなく，家族自身が「ああ，そうか」と自然に気づき，心から納得して変わっていくことを狙いとする。
③患者が苦しいときは家族はそれと同様かそれ以上に苦しい。一見異常で病的にみえる両親の姿は，実は追いつめられた家族の一般的な姿なのかもしれない。
④家族のアプローチを行うこと自体が，暗にすべての原因が家族にあるかのような印象を与えることになったり，治療者も知らぬ間にそのような視点で家族をみてしまう危険性に注意する。「家族はけっして病気の原因ではありませんが，患児の状態の改善のためには，家族の協力が不可欠です」と伝える。
⑤治療者は家族と一緒に患者が立ち直るのを見守り，手をかすタイミングを見定め，子どもに対する真の理解をともに考えていく姿勢が重要である。
⑥家族が必要以上に自責的になったり，逆にのんきで，責任回避的で，他罰的になったりしているときは，今一度，基本方針を考え直してみる必要がある。
⑦患児を含めた家族のある人に過度に同情したり，あるいは反発を感じてしまうとき，自分はなぜそのような感情を抱いてしまうのか，振り返ってみる必要がある。自分は子どもに肩入れしやすいか，親に肩入れしやすいかを認識しておく必要がある。治療者はいずれかに加担するのではなく，子どもと親のよき仲介者であることを目指す。

⑧いかに反抗的で冷淡であろうと、子どもは心の底では親との和解、親からの受容を望んでいるという理解は不可欠である。

⑨依存と自立、退行と発達という相反する2つのベクトルが同時に働いている児童・青年期症例に対して、治療者は現在どこに焦点を当ててかかわっているかを認識する。

⑩家族への援助とは、「互いに情報を交換し合うことによって、家族も治療者も新しい視点から問題を理解し、家族が自らの力で問題を解決していく共同作業」である。

3. 家族へのアプローチの実際[1,6]

①個人面接と家族面接を原則として併用する。同一治療者が双方を担当するのか、別の治療者と共同して行うかは、自分のおかれた状況、患者の病態の軽重などによって臨機応変に対応する。

②家族成員全員に平等に肩入れし、受容を全員に及ぼすことが原則である。

③治療者は自分のおかれた治療状況、できること、できないこと、治療方針を率直に伝え、患児および家族からどのようになりたいかを聞く。

④上記に示したように、十分なインフォームド・コンセントを含む心理教育的アプローチをきちんと行う。

⑤合同家族面接の場合は、患児と他の家族成員それぞれの訴え、考え方、感じ方の差に焦点を合わせながら、問題となっている事態に対する各成員の認識の差を明確化し、これを確認する。

⑥家族成員が自尊心を保てるように、主導権を可能な限り当事者におく。

⑦親との協力関係を維持するために、親の立場を尊重し、親の顔を立てる。また、親の苦しみを汲み、不安や抑うつを理解する。必要であれば、薬物療法も考慮する。

⑧親の対応や認識の変化について十分な賞賛を送る。

⑨子どもの主体性を尊重しつつ、必要なときに手をかすという方針を基本とする。年齢に相応した自立性を大切にし、本人の問題は基本的に本人にまかせる。

⑩親のもつほどよい保護機能を信頼し、この機能の活性化をはかる。

⑪「今、ここから、できること」を話題として取り上げ、手がけられることから一緒に考えていく。

⑫症状や問題行動の意味（特にポジティブな意味）を家族とともに考える。症状や問題行動の中に、その子どものすぐれた点を見い出す姿勢を大切にする。

⑬母親には共同治療者になってもらい、父親には疲労困憊した母親を支え、母親の愚痴を聞き、患児との関係も積極的に結んでいくよう提言する。

⑭可能な限り父親に治療に参加してもらうように依頼する。

⑮家族へのアプローチが、全体の治療に中によく統合されて、それ自体がきわだたず、浮き上がらないように心がける。

E. 家族はどう対応したらよいか──家族の対応10ヵ条

表1に子どもが摂食障害になったときの家族の対応10ヵ条を示した。以下に，一つひとつ解説してみたい[3]。

1）両親で何度もじっくりと話し合う。その際，適度な反省は必要だが，必要以上に自分たちを責めない。原因を追及しすぎない。

両親は，何度もじっくりと話し合う必要がある。その場合，けっして相手を責めたり，責任を押し付けたりせず，冷静に話し合わなければならない。もちろん，お互いに相手がもっと何とかしてくれればという気持ちが生じることは事実である。しかし，ここは非常事態であると考えて，お互いにいたわり合いながら，互いの努力を認め合い，目の前の摂食障害という「難敵」に協力して立ち向かおうという決心が必要である。甘く考えてはいけない。ここで本気にならなければ事態は収拾できなくなると考えて，これまでの心を入れかえる気持ちで，考え方を本気モードに切り替える決意が不可欠なのである。今やらないで，一体いつやるんだと考える。人としての自分たちのあり方が問われているのだと覚悟を決めるしかないのである。

表1 子どもが摂食障害になった時の家族の対応10ヵ条

1. 両親で何度もじっくりと話し合う。その際，適度な反省は必要だが，必要以上に自分たちを責めない。原因を追及しすぎない。
2. 病院あるいは相談機関に相談する。一人であるいは両親のみで問題を抱え込まない。その際，父親も病院へ可能な限り行く。父親もここで頑張らねばと覚悟を決める。
3. 病院あるいは相談機関の医師，臨床心理士，相談員などと信頼関係を築き，互いに情報を交換しあって，協力していく。
4. 「あせらず，あわてず，あきらめず」をモットーにして，根気強く回復を待ち，子どもの成長を見守る覚悟をする。
5. 子どもが思春期に達したら，これまでの対応を改め，一人の人格として尊重する。子どもの立場になって考える。
6. 最終的には，自分たち両親が対応し，状況を変えていくのだと腹をくくる。自分たちが解決のためのキーパーソンであると認識する。
7. すべてを一気に変えることは考えない。小さな変化を大事にする。今，ここから，できることから始めていく。
8. 子どもの自信と自尊心の回復を支えていく。
9. 子どもの良いところ，プラスの側面をみる。子どもが現在できている部分を評価する。
10. 子どものペースを尊重し，家族もゆったりとした生き方を大切にし，今一度家族のあり方を問い直すチャンスと考える。

両親でじっくりと話し合うと，当然お互いの問題点や至らなかった点がみえてくる。先に述べたように，ここでけっしてお互いに相手を責めたり，責任を押し付けあってはならないが，過剰に自分たちを責めることもプラスにはならない。もちろん，相手から指摘されて，初めて自分の問題に気づき，それを反省することは当然である。しかし，自分たちを責めてばかりいても問題は解決しない。両親で「反省するところは反省して，これ以上自分たちを責めることはやめよう」と誓うこともいいかもしれない。

　また，原因を追及しすぎず，犯人捜しをしないことも重要である。両親で話し合っていくと，自分たちの養育が悪かったのではないかということに行き着いてしまうことがある。原因を自分たちに求め，犯人を自分たちに決めつけても，解決にはならない。親の対応にさほど問題はなくても，摂食障害が起きてくる場合も少なくないのである。あるいは，原因を学校や他人に決めつけすぎることも問題がある。事態はそれほど単純ではない。さまざまな要因が複雑に絡み合っていることがほとんどなのである。一つの原因で説明できることはあまりないと考えた方がよい。それよりも，いま何ができるかと考えていくことの方が現実的なのである。

2）病院あるいは相談機関に相談する。一人あるいは両親のみで問題を抱え込まない。その際，父親も病院へ可能な限り行く。父親もここで頑張らねばと覚悟を決める。

　摂食障害は病気であるから，必ず病院あるいは相談機関に相談する。一人あるいは両親のみで問題を抱え込むことは危険である。両親だけで問題を背負い込んでしまうと共倒れになる危険性がある。無理は禁物で，意地を張るのも限界がある。

　病院あるいは相談機関で十分に時間をとってもらって，洗いざらい打ち明けてみることが大事なのである。子どもの問題を他人に話すことによって，つかえていたものが吐き出されるように，心が楽になるものである。心の中で考えていたことを言葉で表現することによって，事態を少し冷静にみることができるようになるかもしれない。今までみえなかったことがみえてきたり，客観的に考えることが可能になったりすることが少なくない。自分が抱えている問題が整理されて，解決の方法が自ずとみえてくることもある。病院や相談機関はそのためにあるといってよい。また，病院や相談機関に行くことによって，自分の子どもの問題が，自分たちだけが苦しんでいるものではなく，他の多くの家族も同様の問題をかかえていることを知って，少し安心することもあるかもしれない。

　また，子どもが摂食障害になったら，いくら多忙ではあっても，父親も病院あるいは相談機関に行く必要がある。そして主治医や担当者から話を聞いて，できれば自分の考えを率直に述べてみてはどうだろうか。父親として行きにくい気持ちはあるだろう。できれば母親だけに行かせて，その話を家で聞きたい気持ちが生じるのも事実である。しかし，父親が本気で動き出さないと変化が始まらないことが少なくないのである。

　もし，自分の子どもが交通事故に遭遇して大ケガをした場合や癌などの重篤な身体疾患に罹ってしまった場合を考えてみてほしい。病院に行かない父親がいるだろうか。子どもの心の問題だからといって，少し甘く考えたり，体裁を気にしたり，叱られるのではないかと恐れていることはないだろうか。どんなに多忙な人でも，子どもの受診に同行することは可能である。まして摂

食障害は，心の疾患ではあるが身体の疾患でもある。精神科の病気の中で，唯一病気のために命を失う危険性のある疾患なのである。父親もここで頑張らねばと覚悟を決めなければならない。

　思春期の問題において，父親が治療に参加したり，相談機関に同行することによって，問題が急展開したり，プラスに働くことが少なくないのである。そのことによって，母親の負担が軽減され，家族のバランスがよくなる場合もある。父親が本気になった姿を見て，子どもも感じるところがあって変化した場合もある。ただ父親と一緒に相談機関に行って，行き帰りの時間に雑談したことが，貴重な体験になった場合もある。よくなる理由はさまざまであるが，そのきっかけに父親が関与していることが多いのである。何もしなければ，何も始まらない。

3）病院あるいは相談機関の医師，臨床心理士，相談員などと信頼関係を築き，互いに情報を交換しあって，協力していく。

　病院や相談機関に行った場合，そこの医師，臨床心理士，相談員などの担当者にすべてを話してみる。担当者が信頼できる人であれば，その人と一緒に情報を交換しながら協力して問題に立ち向かっていく決心をする。母親だけでなく，可能な限り父親も参加して，皆で知恵を出し合って解決の方法を模索していく。一回の相談で解決できると考えてはいけない。相手を信頼して，虚心に話を聞き，自分の率直な意見を伝えていく。

　病院や相談機関に行ったが，その対応に不信感をもった場合，あるいは担当者の言い分が納得できず，信頼できないと思った場合，別の病院や相談機関に行って，セカンドオピニオンを聞いてみることも必要である。そこでも同じことを言われた場合，謙虚に自分を振り返り，そのアドバイスを受け入れる必要があるだろう。とにかく，信頼できる専門家をみつけることが重要である。

4）「あせらず，あわてず，あきらめず」をモットーにして，根気強く回復を待ち，子どもの成長を見守る覚悟をする。

　「あせらず，あわてず，あきらめず」という「あ」から始まる3つの言葉は，誰が初めに用いたのかは明らかではないが，精神医学界でも，教育界でも，その他の領域においても，古くから人を落ち着けて再起をはかる際に使われてきた。これをモットーとする。

　摂食障害の回復は三寒四温のように波がある。周りからみていると，はがゆかったり，がっかりしたりの連続かもしれないが，必ず出口はあるのだと信じて根気よく回復を待つ姿勢が大切である。子どもの成長を見守るということは，まさに「言うは易し，行うは難し」なのである。それは，あなただけではなく，誰でもそうなのである。しかし，摂食障害の治療に魔法のような方法はない。自分ができることをできる範囲で行ったあとは，地道にじっくりと子どもの成長を見守るしかないのである。

5）子どもが思春期に達したら，これまでの対応を改め，一人の人格として尊重する。子どもの立場になって考える。

　子どもが思春期に達したら，これまでは普通の対応で，たとえば単に叱ったり，注意したり，罰を与えたりするだけで解決したことが，次第にうまくいかなくなって問題となることが多いのではないだろうか。そのような場合，子どもを一人の人格として尊重し，子どもの立場になって考えてみる必要があるのかもしれない。

子どもが思春期になって表す問題の多くは，親は子どもをまだ何でも自分の思う通りにできるとか，言うことは何でも聞いてくれると思っているけれど，子どもは自我が成長し，自分の考えをもつようになり，自己主張をしだすことでトラブルになっている場合が少なくない。その場合の対応は，それぞれの家族によってさまざまである。しかし，考え方の基本は同じなのではないだろうか。結果として，子どもの言い分を聞くにしても，親の言い分を通すにしても，子どもを一人の人格として尊重し，相手の立場に立って考えた上での結論であれば，子どもも納得しやすいのである。

また，子どもに対する言い方にも注意する必要がある。腫れ物に触るようにおどおどする必要はないが，これまでの言い方は子どもを傷つけていたかもしれないという認識は必要である。相手を一人の人格として尊重する場合にはそれなりの言い方がある。たとえば，「神経質な性格だな」ではなく「繊細な性格なのだね」と言い換え，「他人の評価ばかり気にしている」ではなく「人に気をつかう性格なのだね」と変更する。また，「細かすぎる性格」ではなく「よく気がつく」であり，「不器用」は「慎重」で，「無神経」は「おおらか」となる。職場で若い同僚の女性に対して配慮するのと同じような気づかいが必要なのである。

6）**最終的には，自分たち両親が対応し，状況を変えていくのだと腹をくくる。自分たちが解決のためのキーパーソンであると認識する。**

子どもの摂食障害で相談にくる親の中に，「家族療法」という言葉を誤解されて，医者が「家族療法」という魔法のような方法で子どもの問題をすべて解決してくれるのではないかという期待を抱いている親がいる。あるいは，医師やカウンセラーが，こうしなさい，ああしなさいと指示を出してくれ，その指示通りに動けば事態が解決するのではないかという期待を抱いている親もいる。

「家族療法」などという魔法のような方法は，残念ながらないのである。病院や相談機関に行って，医師やカウンセラーが話を聞き，相談に乗り，適切なアドバイスをすることはできるだろう。しかし，結局は両親がさまざまなことを試行錯誤し，それでもだめならば，また相談して，新たな試みをしてみるしかない。そして少しずつ状況が変わるのをあきらめずに待つことが必要なのである。最終的には，自分たち両親が対応し，自分たちが支え，自分たちが状況を変え，自分たちが変わっていくしかないのだと腹をくくるしかない。自分たち自身が解決のためのキーパーソンであると認識し，覚悟を決めるしかないのである。

援助者は，魔法のように解決する方法を教えることはできないが，話を聞き，一緒になって解決の方法を考えることはできる。最終的には自分たちが解決するんだという覚悟を決めた親が，適切な援助者を得たとき，事態は自然に動き始めることが少なくない。誰かにすべて頼りたいという過剰な依存はあきらめ，かといって何でも自分で背負い込むという意地も捨て，専門家のアドバイスも聞きながら，自分自身のできることに最善を尽くそうと考えてみよう。自分たちの力を信じることが大切である。

7）**すべてを一気に変えることは考えない。小さな変化を大事にする。今，ここから，できることから始めていく。**

摂食障害が回復し，さまざまな問題が解決していく経過をみてみると，何か特別な方法を行ったり，家族が対応を大幅に変えたり，誰かが過剰な努力をしたりということはない。本人および周囲の皆が問題に気づき，皆が何とかしなくてはというモチベーションをもち，皆がそれぞれの立場で最善を尽くし，それでだめならまた試行錯誤を繰り返す，ということにつきるのではないかと思う。

　子どもの問題はすべてを一気に変えることはできない。変化は小さいものである。しかし，その小さな変化が大事なのである。逆転満塁ホームランは狙わずに，バントでコツコツと1点ずつ返していくという心構えが必要である。

　それぞれの家族成員にはできることとできないことがある。援助者も含めて，それぞれが「今，ここから，できることから」をモットーに，皆で相談しながら，協力し合って，できることから始めていこう。何もしなければ，事態は変わらないのである。

8) 子どもの自信と自尊心の回復を支えていく。

　摂食障害の子どもは，自分に自信を失っていたり，自己評価が低かったり，自尊心が傷ついていることが少なくない。そのために，低体重に異常にこだわったり，やせのみが自分の拠り所なのだと信じてしまっていることがある。

　摂食障害の回復にはもちろん体重の回復や食行動の正常化が不可欠ではあるが，本人が日常の身近なことに自信を回復したり，「このままの自分でいいのだ」と自分を受け入れ，自分を尊重できるようになることが，真の回復には重要なのである。

　そのためには，まず周りの家族が「そのままのあなたでいいのだ」と認めてあげ，受け入れていくことが不可欠である。あまり完璧を求めすぎず，「まあ，いいか」と思うことも必要である。家族がそのように考えられるようになると，本人も自然に，いつの間にか「まあ，いいか」と考えられるようになっていくことが多いのである。

9) 子どもの良いところ，プラスの側面をみる。子どもが現在できている部分を評価する。

　子どもが調子をくずしたり，問題行動を起こしたりすると，ついつい子どもの症状や悪い側面ばかりに目がいってしまうものである。そうすると親としては，そこを何とか直そうとしたり，修正しようとしたり，やめさせようとする。その結果，当然のように，子どもは対立したり，反抗したり，抵抗しようとする。子どものために行ったことが，逆に裏目に出てしまうことが少なくない。もちろん，子どもの命にかかわることや，他人に被害や迷惑がかかる場合には，親として何としてでも止めなくてはならない場合もあるだろう。

　しかし，子ども自身の命や他人への被害や迷惑がない場合には，少し視点を変えてみてはどうだろうか。子どもの良い所，症状や問題行動のプラスの側面に焦点を当ててみよう。些細なことでも，子どもが現在できている部分を評価してみることが大切である。学校に行っていなくても，自分の好きなことができているのであれば，自分がこれから本当にしたいことを探しているのだと考えて，少し見守ってみよう。拒食が改善したと思ったら，今度は過食ぎみになった場合も，栄養失調で餓死するのをからだが守ってくれたのだと考えて，評価するところは評価しよう。その上で，次は何ができるかを考えてみてはどうだろうか。

そして，ちょっとしたことでも，良いことやプラスに考えられる時には，「よかったね」「すごくがんばったね」「お母さんはうれしいよ」と言葉に出して伝えることが重要である．些細なことでも言葉に出して誉めてあげることが必要なのである．わかっていることであっても，誉められることは誰にとってもうれしいことである．それが子どもの自信や自尊心の回復につながっていくのである．

10) 子どものペースを尊重し，家族もゆったりとした生き方を大切にし，今一度家族のあり方を問い直すチャンスと考える．

摂食障害が治っていくのにはその子どもに応じたペースがある．周りがどんなにがんばっても，最良の治療を行ったとしても，その子どものペースで治っていくものである．それを早めようとしても，子どもに負担をかけるだけである．したがって，子どもが摂食障害にかかったら，家族もゆったりとした生き方を大切にしようと考え方を変える必要があるのではないだろうか．

子どもが摂食障害の治療を懸命に行っているのに，家族がこれまでと対応を変えないのであれば，摂食障害はなかなか治らない．子どもが摂食障害になれば，家族もまたつらいものであるが，これを今一度家族のあり方を問い直すチャンスと考えてみてはどうだろうか．家族関係や家族の対応をもう一度考え直し，新たな関係を構築する機会ととらえてみてはどうだろうか．

■ 文　献

1) 傳田健三：青年期症例の家族に対する治療的アプローチー家庭内暴力を呈する高校生の治療過程を通してー．大正大学カウンセリング研究所紀要，18：15-22, 1995
2) 傳田健三：子どものうつ病―見逃されてきた重大な疾患―．金剛出版，東京，2002
3) 傳田健三：「子どものうつ」に気づけない！　医者だからいえること，親にしかできないこと．佼成出版社，東京，2007
4) 片山登和子，乾　吉佑，滝口俊子：思春期精神療法と並行父母面接．河合隼雄（編）：家族精神療法．pp89-104, 金剛出版，1984
5) Masterson JF : From Borderline Adolescent to Functioning Adult. The Test of Time. New York. Brunner/Mazel Publishers, 1980（作田　勉訳：青年期境界例の精神療法．星和書店，東京，1982）
6) 下坂幸三：神経性無食欲症に対する常識的な家族療法．下坂幸三・秋谷たつ子（編）：家族療法ケース研究1　摂食障害．金剛出版，1988
7) 下坂幸三：青年期患者とその家族に対する心理的援助．臨床精神医学 19; 994-998, 1990

第 7 章

子どもの摂食障害のパンフレット

A. 子どもの摂食障害パンフレット
B. 摂食障害家族教室パンフレット
C. 摂食障害家族グループパンフレット

第7章 子どもの摂食障害のパンフレット

　摂食障害治療において心理教育はきわめて重要な部分であり，それは子どもの摂食障害においても同様である．相手が年少の子どもであっても一人の人格として尊重し，丁寧になるべくわかりやすく摂食障害という病気について説明する必要がある．そのためには，言葉だけでなく，パンフレットが不可欠である．また，子どもだけでなく家族にも摂食障害に関する十分な説明と教育が必要である．いくつかの家族が集まって集団で話し合い，学び合う機会があればすばらしいと思う．

　ここでは私がいつも参考にし，使わせていただいているパンフレットを紹介しようと思う．本書への転載を快諾していただいた生野照子，後藤雅博，伊藤順一郎の諸先生に心より感謝したい．

A. 子どもの摂食障害パンフレット
1)「子どもの摂食障害」：摂食障害家族のためのパンフレット
2)「摂食障害ってなあに？」：小・中学生向けのパンフレット

大阪市立大学小児科

B. 摂食障害家族教室パンフレット
御家族の皆様へ：摂食障害家族教室パンフレット

新潟大学精神医学教室

C. 摂食障害家族グループパンフレット
摂食障害からの回復：ゆっくり，あせらず，工夫をしながら，家族も共に楽になりましょう

国立精神・神経センター精神保健研究所社会復帰相談部
国府台病院心療内科・精神科

■ 参考文献
1) 後藤雅博（編）：摂食障害の家族心理教育．金剛出版，東京，2000

［摂食障害家族のためのパンフレット］

子どもの摂食障害

この冊子は，摂食障害になった子どものご家族に向けてつくられました。
病気を理解するための一助になれば幸いです。

> Q.「摂食障害」とはどんな病気ですか。
> A. 神経性食欲不振症（拒食症）と神経性過食症（過食症）が含まれます。

　摂食障害とは「食べる行動に障害がみられる病気」で，神経性食欲不振症・神経性過食症が含まれます。この病気は若い女性を中心として増えており，子どもにも多くなっています。おもに精神的な原因で生じますが，現代病として社会的背景も大きく関係しています。特異な病気ではなく，現代に広くみられる病気と考えてください。
　神経性食欲不振症（拒食症）とは，体重が増えることを強く恐れて，わずかしか食べなくなり，極端にヤセる病気をいいます。身体的な疾病がないのに標準体重の15％以上のヤセが3カ月以上つづき，成長期の子どもでは体重増加が見られなくなります。本人は自分の体重や体型を正しくとらえることができず，ヤセていることが自分にとって非常に重要であると考え，低い体重を保とうとします。女子では月経が止まり，初潮前であれば初潮が遅れます。拒食症には，「拒食だけがつづく場合」と，「時には過食症のように過食または排出行動がみられる場合」があります。"排出行動"とは，体重増加を防ぐために嘔吐したり，下剤や浣腸などを使って食べたものを排出する行動のことです。
　神経性過食症（過食症）とは，過食と体重を減らすための排出行動，あるいは過食と絶食や過剰運動をくりかえす病気です。拒食症と同じようにヤセたいという気持ちが強く，体重や体型にこだわります。"過食"とは大量の食べ物を次々に食べることで，適当な量で止めることができません。たいていは限られた時間内で過食をします。この病気は多くが拒食症に続いておこり，本質的には拒食症と同じような病気と考えられます。
　その他の摂食障害として，大量の食べ物を呑み込まずに噛んで吐き出すことをくりかえす場合もあります。

> Q. 神経性食欲不振症と診断されました。病気はどのように進むのでしょうか。
> A. 精神－身体－行動－環境が影響しあいながら進みます。

病気の進み方は一定ではありませんが，典型的な場合を以下に示します。

○ヤセたい

　摂食障害の多くはダイエットがきっかけになって始まりますが，何かのストレスで食欲が減り，その時の体重減少がヤセたいと思うきっかけになることもあります。いずれの場合にも，ヤセることが好ましいとされる風潮のなかで，本人は体重減少を強く望むようになります。

○ヤセることができた

　体重減少が進むと"うまくコントロールできた""やりとげた"という達成感がでてきます。ストレスがある場合にはこの達成感が心を満たす手段となり，さらにヤセたいと思うようになります。

○もっともっとヤセたい

　ヤセが進むと「細くなったね」と周囲から注目されたり羨ましがられるので，年長の子どもは「もっとスリムになろう」「絶対に増えないようにしよう」と決意するようになります。年少の子どもの場合には，食事量が減って周囲から「体がわるいのではないか」と心配されたり，周囲の関心が自分に向いて保護を受けやすい状態になるので，「甘えていたい」という気持ちが強くなってきます。そして"もっともっとやせたい"と思うようになります。逆に，周囲の干渉が強くなると反抗心が強まって，"もっとヤセてやる"と思うこともあります。摂食障害になる子どもは完璧を期す傾向があるので，食べたい気持ちを抑え，懸命に減食を続けます。

○ヤセていないと自分ではない

　栄養状態が悪くなってくると空腹感や満腹感をコントロールする脳中枢の機能が乱れるので，正常な摂食が身体的にも困難になってきます。また，栄養不良は心理面に影響をおよぼして食べ物や体重への"こだわり"を強くするので，さらに病気が進みやすくなります。こうしてヤセている状態が長期間つづくと，ヤセていることが自分らしさであると考えるようになり，少しでも体重が増えると自分でなくなるような不安を感じたり，体重が増えるとすべてを失ってしまうような恐怖感を抱くようになります。同時に，本人の心にたまっていたさまざまな問題が表に出やすくなってきます。

○食べたいが太りたくない

　そのうち，がまんしていた食欲が抑えきれなくなり，反動的な食欲が生じてきます。これは栄養不良から抜けだすための生理的な反応であり，この時期の食欲をうまく伸ばすと回復するチャンスになります。しかし，衝動的で強い食欲なので，過食に移る場合も少なくありません。過食をしてもヤセたいという気持ちは変わらないので，嘔吐や下剤で排出しようとしたり，拒食とのくりかえしに陥りやすくなります。過食や排出行動が習慣的になってしまうと，体のバランスが崩れて心理的にも不安定になり，生活上のトラブルが生じたり対人関係も難しくなりがちです。

　以上のように，摂食障害は精神－身体－行動，および周囲の環境と関係しながら進みます。本人の心がけしだいで治るという状態ではないので，病気としての治療が必要です。大切な

ことは，◎病気の正しい知識をもつこと，◎できるだけ早く心身両面への治療を開始すること，◎本人の苦しみを理解してサポートしてあげること，などです。摂食障害は"治る病気"ですから，いつの時期であっても回復への道が開かれています。希望をもって治療を続けてください。

> Q. なぜ摂食障害になったのかと悩んでいます。原因は何でしょうか。
> A. 一つの原因だけで発症することはありません。

摂食障害は，以下に示すような原因が重なりあって起こります。主となる原因はそれぞれに異なりますが，ただ一つの原因で発症することはありません。単にヤセて美しくなりたいというダイエット病でもありません。ダイエットは発症するきっかけになりますが，それだけで病気が進むことはなく，いろいろな原因や出来事が混じり合って病気を起こしたり長引かせたりします。発症の原因は推測することができても正確には決定できないので，過去の出来事にとらわれて悩むよりも，今後の対応のヒントとして考えていきましょう。

○**ヤセを礼讃する風潮**
近年ではダイエットは日常的な話題であり，子どもでもスリム願望を強めています。ダイエットを過剰に奨励したり，誤った体重減少法を宣伝したり，見かけを重んじる社会風潮が，摂食障害の増加に大きく加担しています。

○**社会文化的な要因**
この病気は昔からありますが，近代になって激増し，先進国に多発するところから，社会文化的な要因が大きく関与していると考えられています。近代社会に共通してみられるストレス，たとえば，女性として生きていくことの難しさもこの病気を増やす一因であると言われています。子どもの場合では，学業偏重や画一的な進路などが影響しているかもしれません。社会から押しつけられた価値観を守ることに疲れ，ヤセることに自分らしさを見いだしたり，過食で自分を慰めるようになります。

○**個別的なストレス**
それぞれの環境の中で生じたストレスも大きな原因になります。たとえば，成績が低下したり，友人とうまくいかなかったり，家族関係に悩みがある場合などです。とくに家庭の問題が重視されていますが，それだけが原因となって発症することはありません。もちろん，治療では家族のサポートがもっとも大切ですから，家庭に問題があれば解決していくことが肝心です。

○**思春期の心身の変化**
思春期は心身ともに不安定になるので，この病気が増える時期です。思春期になると，女子では皮下脂肪がついてふくよかな体型になってきます。体の変化が肥満につながるのではないかと恐れ，ダイエットを始める女の子が増えてきます。男子でも，むだのない引き締まった体になりたいと望む子どもが増えてきます。
体の急激な変化は大人になることへの不安感を強めるので，"大人になりたくない" "成熟

したくない""幼児に戻りたい"という心理状態とヤセたいという気持ちが結びつきやすくなります。

○本人の身体・性格・行動の特性

摂食障害の身体的な原因として，食欲調節のメカニズムの障害や遺伝的要因があるかもしれないと言われていますが，まだはっきりと分かっていません。

本人の性格や行動については，何ごとも頑張り屋さんで完全を求める傾向が指摘されています。"白か黒かを決めて徹底的にやりたい""自分を理性的にコントロールしなければいけない""良い子でないといけない"と考えたり，他人に気をつかってストレスをためやすい傾向もみられます。デリケートで優しい子どもだといえます。

現在では，本人の特性よりも，不登校と同じように"どのような子どもにでも起こりうる病気"と考えるべき状況になっています。

> Q. 摂食障害は体にどう影響しますか。
> A. 全身的な影響があります。多くは回復に伴って改善します。

拒食症の身体症状は，おもに栄養不良によって生じます。栄養が悪くなると身体は機能を保つために代謝などを縮小しますが，限度をこえると調整ができなくなり障害がでてきます。低血圧・低血糖・貧血・手足の冷え・むくみなどが生じます。皮膚症状としては，肌の乾燥・背中などの体毛が濃くなる・カロチンによる皮膚の黄染・脱毛などがみられます。無月経は，栄養不良によるホルモンの乱れや心理的ストレスによって起こります。栄養不良が強度になると内臓が萎縮し，脳波も異常を示すことがあります。成長期の子どもは身長の伸びが止まります。伸びざかりを逃がすと低身長は改善しないので，子どもにも注意を与えてください。感染症に関しては，体重減少は免疫力を強めるのでヤセていても風邪などにかかることは少なくなります。しかし，栄養不良が長期間続くとちょっとした風邪でも肺炎に悪化する場合があるので早めに受診してください。

過食症の身体症状は，過食や排出行動によって生じます。胃炎・食道炎・口角炎になりやすく，唾液腺が腫れることもあります。嘔吐や下剤乱用は電解質（ナトリウムやカリウムなど）のアンバランスをまねきます。とくに注意を要するのは心臓への影響で，電解質が不足して不整脈が生じ，時には生命の危険性を招きます。筋力が低下するため全身倦怠感も強くなります。過食症は体の障害が自覚なしに進行することが多いので，身体的な検査を受けるように勧めてください。

摂食障害の合併症状はほとんどが病気の回復に伴って改善しますが，ホルモン異常が長引いたり，低身長などの後遺症が残る場合もあります。

> Q. 摂食障害はどのような治療をしますか。
> A. 治療方法は子どもによって異なります。

この病気は身体・心理・行動面への治療が必要です。治療では，摂食行動の改善・合併症状の医学的治療・心理的問題の治療・栄養指導・環境の改善などを行ないます。
　栄養改善に急を要する場合には点滴をしたり鼻腔や血管から栄養液を入れることもあります。薬物療法も行なわれます。
　心理的治療としては，カウンセリング・行動療法・認知（行動）療法・家族療法・集団療法・精神分析的療法・箱庭療法・芸術療法など多くの方法が実施されています。家族の会や自助グループに参加して，話し合ったり学び合うことも大きなプラスになります。ただし，以上のような治療法が一つの機関ですべて行なわれるとは限らず，ある子どもに有効な治療が他の子どもにも有効だとは限りません。
　治療についての疑問は治療者に遠慮なく質問し，納得して受けてください。

> Q. 「食べなさい」と叱っても食事量が増えません。
> A. 食事を強制するより，病気の知識を伝えましょう。

　食事はあまり強制しないようにしましょう。本人は食事への"思いこみ"や"こだわり"をなかなか変えることができないので，やかましく言い過ぎると干渉されているという気持ちだけが強くなってしまいます。とくに発症まもない頃には病気という自覚がないため，放っておいてほしいという気持ちが強くなります。そして，家族に反抗的な言動をするようになり，食事だけでなく他のトラブルが起こり，家族関係まで悪くなってしまうかもしれません。食事を強制するより，このままヤセが進めばいかに危険な状態になるかという知識をしっかり伝えることが必要です。病気の知識を伝えるには，治療者や教師などの第三者から話してもらうのが効果的です。家庭では本人が食べたい食品を少しずつ増やすことが基本ですが，違ったやり方をする場合もあります。心配がつのるかもしれませんが，治療者とよく相談しながら，子どもをサポートするような暖かい態度で接してください。

> Q. 一人で食事をとりたがりますが，そのままにしておいていいでしょうか。
> A. 待つ態度で見守りましょう。

　一人で食べたがるのは，食べ物のことを注意されたり監視されるのが嫌だという理由もありますが，基本的には食事へのこだわりが強くなっているからです。家族にとって食事は日常的な行動ですが，本人にとっては特別の意味を持っていて，食事に対する"構え"や"緊張"が家族とはまったく違っています。そのギャップがあるため，家族と一緒に食事をすることが苦痛なのです。「一緒に食べたい時は言ってね」と伝える程度で，待つ態度で見守りましょう。そうすると子どもは安心して，「横にいて協力してほしい」などと言うようになるかもしれません。いずれは家族や他の人とも一緒に食べられるようになりますから，心配せずに見守ってください。

> Q. 過食して吐いています。どのように止めればいいのでしょうか。
> A. 言葉で傷つけないようにしましょう。

　過食や排出行動が習慣的になった場合，食事に関する行動だけを止めるのは非常に難しいことです。食べ物がストレスを解消する手段になっているので，何か他のことで心が満たされないかぎり根本的な解決にはつながりません。かといって，過食を手伝う必要はありません。本人も早く治りたいと思っているので，しかたがないからと周囲があきらめてしまうと見捨てられた気持ちになってしまいます。本人は"食べたい"と"止めてほしい"という矛盾した気持ちをもっているので，ご家族も対応に迷われるでしょうが，"過食せざるをえない病気"になった苦しさを十分に理解してあげることが第一に大切です。過食や排出行動を見るのはとてもつらいことですが，感情的に子どもを傷つける言葉には気をつけてください。責める言葉が多くなると子どもは落ち込み，ますます過食が増えてしまいます。病気を乗り切るために共に努力していこうと話し，子どもと心を通じ合わせることが過食を治す最大の力です。具体的な対応方法は状況によって変わるので，治療者と相談してください。

> Q. ヤセているのによく運動をします。禁止すべきでしょうか。
> A. 運動の制限は，心身の状況で判断します。

　とくに拒食症では，激しい活動（過活動）がよくみられます。階段を昇り降りしたり，動き回ったり，過剰なスポーツをします。勉強やクラブ活動に精を出しすぎるのも過活動の一つです。過活動をどの程度で制限するかは，体力や合併症状，状況によります。家庭ですべてを禁止することは難しく，適度な折り合い点を見つけねばなりませんが，やがて本人も疲れてくるので少なくなっていきます。治療では，ヤセが顕著なときにはエネルギーの消耗を防ぐために運動や遠出を制限したり，体育を見学にします。時には登校を禁じる場合もあります。反対に，多少ヤセていても運動を制限せずに，気分の発散や集団参加を優先することもあります。また，行動療法などを行なうために治療的に運動制限を決める場合もあるので，治療者の意見を聞いてください。

> Q. 幼児のように甘えてきます。甘えさせてよいでしょうか。
> A. 退行は成長につながります。できるだけ受け入れてあげましょう。

　この病気になった子どもは，親に甘えたりまとわりつくなどの退行的行動（幼児がえり）をすることがあります。退行は摂食障害だけではなく他の心身症でもみられ，ストレスから自分を守る行動だといえます。退行することで心を和らげ，自分が向上するためのエネルギーをたくわえているのです。同時に，周囲の人の愛情を確かめたい気持ちにもなっています。"以前はしっかりしていたのに"と不安やあせりを感じたり，このまま甘えさせてよいのか

と迷われるかもしれませんが，周囲が拒絶すると退行したい気持ちがますます強くなります。一時的な状態なので，厳しく接するよりも，退行は成長へのステップと理解して受容的に接してください。受け入れると甘えが一時的にエスカレートしますが，子どもが安心するにつれて退行も少なくなっていきます。ただし，どうしても受け入れられないような行動は，本人に話し，止めてもかまいません。甘えが見られる時期には，こちらからの優しい言葉かけやいたわりの態度をむしろ積極的に示していくのがよいでしょう。

> Q. 拒食から一転して食べはじめました。過食症になるのではないかと心配です。
> A. 初期の過食は適度にストップをかけましょう。

拒食がつづくと，多くの場合に反動としての激しい食欲が生じてきます。この時期の過食はまだ過食症とはいえませんが，明らかに食べ過ぎの状態が続けば防ぐようにします。防ぐといっても強引に止めるのではなく，ほどほどの量でストップがかけられるように工夫することです。たとえば家に多くの食べ物を置かないようにしたり，小遣いの額を決めて買い食いを制限するようにします。外出を増やすのもよいでしょう。段階的に食欲を解放していくことが大切ですが，回復に向かっているのか，過食症になりつつあるのかという判断が難しいので，治療者と相談しながら対応してください。

> Q. こだわりが強くて困っています。叱ってもなおりません。
> A. こだわりも症状のひとつです。

摂食障害では食事や体重の他にも日常の物事にこだわることがよくあります。食事をするたびに「食べても太らないか」と確認したり，綿密なカロリー計算をしたり，たえず体重を計るなどの行動もこだわり症状です。また，"家族に食べさせないと自分が食事をすることができない""他人の食事量が気になってしかたがない"なども，強くなればこだわり症状といえます。食事や勉強などの"時間"にこだわって少しでも遅れると周囲を責めるという場合もあります。こうした強いこだわりは本人にとっても苦しいことで，早く抜けだしたいと願っています。しかし，心の持ち方を変えれば治るという症状ではないので，自分の力ではどうすることもできず悩んでいます。強い不安感が原因になっているので，叱ったり説得しても本人を追い込むだけです。専門的な治療が必要で，治療が進むとこだわりも少なくなっていきます。栄養不良はこだわり傾向を強めるので，このことは本人にも教えてあげるとよいでしょう。

> Q. わがままや反抗が強くなって困っています。時には暴力をふるいます。
> A. 自己表現の練習期です。一貫した態度で接してください。

わがままや反抗は自分の考えを主張するための練習だとお考えください。どの程度受け入れるかは状況によりますが，まずは「あなたの気持ちを理解したい」という態度を示すことが大切です。そして，機会をとらえてゆっくりと子どもの話に耳を傾け，その後こちらの意見もしっかりと伝えましょう。対応に疲れた時にはあまり無理をせず，余裕がもてる範囲で対応し，子どもの要求を受け入れられない理由を率直に話してください。感情の行き違いやぶつかり合いも多いでしょうが，トラブルを恐れすぎる必要はありません。愛情をもって話を聞き，こちらの気持ちを根気よく伝えていくうちに適度な折り合い点が見つかってきます。話し合う経験を通して，子どもはわがままや反抗ではない，もっと上手な自己表現の仕方を学んでいくことになるでしょう。

　ただし，行動がエスカレートして生活に支障がでたり，暴力的になった時にはキッパリとした態度が必要になります。都合次第で認めたり認めなかったりすると，子どもは混乱してよけいにエスカレートします。家族が話し合って一貫した行動をとることが大切です。

　家族のほうが疲れてしまわないように，心の余裕を保つ工夫をしたり，ストレスを発散する時間を作ることも大切です。

＊　＊　＊　＊　＊

　子どもは良くなったり悪くなったりの波を乗り越えながら回復に向かいます。症状をだす子どもを見ていると，以前より悪くなったのではないか，回復しないのではないかなどと不安が増しますが，どうぞ長い目で見守ってあげてください。

　どの子も，病気の波を乗り越えていく中でたくましくなっていきます。病気を経験することによって，物事のやり方を学び，自分の考えをまとめ，行動範囲やつきあいを広げ，自分に合った進路を見つけることでしょう。試練を経て自立へと向かい，だんだんと体重や食べ物のことから離れるようになるのです。回復が近づくと表情が明るくなり，身の回りの出来事を前向きに考えるようになります。

　治療の目的は症状を無くすことだけでなく，子どもが病気の体験を生かして自分自身を慈しみ，自分らしく向上させ，いきいきとした感情を楽しむようになることです。

　摂食障害を，成長への導線として前向きに考えていきましょう。

（作成：小児科医　生野照子）

[小・中学生向けのパンフレット]

摂食障害ってなあに？

　摂食障害とは，近年若い女性に急激に増えている拒食症，過食症のことです。一般的には拒食症，過食症と呼ばれていますが，医学的には「神経性食欲不振症」「神経性過食症」といいます。拒食症は思春期に発症することが多く，食べ物をとらず，極端にやせていく病気で，過食症は食べ物を摂取しすぎる障害をともなう病気です。ではそれぞれの病気についてみてみましょう。

○拒食症ってどんな病気なの？
　これはダイエットがいき過ぎて，極端に体重が減ってしまっているのに，「もっとやせたい！」「太りたくない！」と食べることを拒んだり，あるいは食べられなくなる病気です。またダイエットのほかに，学校や友達との問題や，家庭での問題など，さまざまなストレスがきっかけになって食欲がなくなり，病気になってしまうこともあります。
　おもな症状は，以下の4つです。
　　　①ひどくやせている　　②生理がとまる
　　　③やせ願望が強い　　　④体重や体型にこだわる
　　　　　＊生理がとまってしまったら，体重を元に戻すこと，普段の生活のリズム
　　　　　　に戻ること，婦人科に行ってホルモン治療を受けるなどの方法があります
　　　　　　が，原則的には体重が元に戻れば，正常な月経のサイクルになります。

――――拒食症の特徴――――

・ある時期にやせはじめ，3カ月以上やせた状態が続くこと
・女性に発症することが多いが，男性にもみられる
・発症は30歳以下のことが多い
・標準体重から20％以上やせていること
・（女性ならば）無月経になる
・拒食，かくれ食い，強迫的なカロリー計算，嘔吐など，食行動の異常がみられる
・ひどくやせているのに太りすぎだと感じているなど，体重や体型へのゆがんだ考えにとらわれる
・ジョギングや縄とびなど過剰な運動を日課としたり（活動的），日常よく動きまわる
・自分が病気だとは思っていない

＊標準体重の求め方
　平田法では，以下のようになります。
　　　　身長150cm以下：身長（cm）－100
　　　　　150～160cm：50＋（身長－150）×0.4
　　　　　160cm以上：（身長－100）×0.9
　たとえば，身長160cmの人が，43kgになると危険です。
　　　　　　　　　　　　　　　　　　（－20％のやせ）
　外見からはわかりませんが，体の内部では合併症が進んでいるのですよ。

○過食症ってどんな病気なの？
　食べ物をほとんどとらない拒食の反動から起こりやすく，食べ物へのこだわりが強くなって，過食症になってしまいます。この病気は食欲がコントロールできなくなり，一度に大量に食べてしまう状態になることをいいます。しかしやせたいという気持ちは続いているので，太らないように無理に吐いたり，下剤をたくさん飲んだりします。

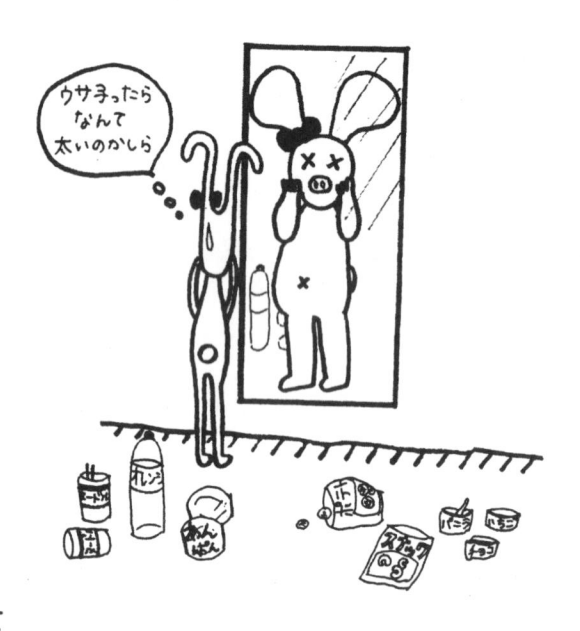

○摂食障害が体に及ぼす影響について
　やせるということは，まず体の中の脂肪と水分が減ることから始まります。次に筋肉，さらにやせが進むと骨まで減ってしまいます。減ってしまった筋肉は元に戻りにくく，骨はもっと戻りにくいのです。だから摂食障害の患者さんには，骨粗しょう症で悩む人が多くみられます。そして栄養失調状態が続くと，内蔵の機能が弱り，ホルモンのバランスも崩れて全身衰弱し，命も危なくなります。
　また過食症で，指をのどに突っ込んで吐く人には，手の甲が前歯のところに当たり，「吐きダコ」ができている場合もあります。食べた物を吐くという行為は，同時にイオンを含む胃液も吐き出すことであり，また下剤を乱用することは，ミネラルを含む消化液（だ液，胆汁，小腸液など）をも失うことです。
　つまり，嘔吐や下剤の乱用によって，ナトリウムやカリウムが大量に失われてしまいます。特に筋肉を動かすのに必要なカリウムが不足すると，筋力は低下し，心臓の筋肉も弱って，

不整脈が生じます。その結果，心不全が起こり死に至ることもあります。
　低栄養状態が長期間続くと，免疫力が落ち，ちょっとした風邪などが，肺炎にまで悪化して死亡することもあります。また精神状態が不安定になって自殺する例もあります（摂食障害の死亡率は5～8％といわれている）。

　このほかに，体へのどんな影響があるのか次の絵を見てください。

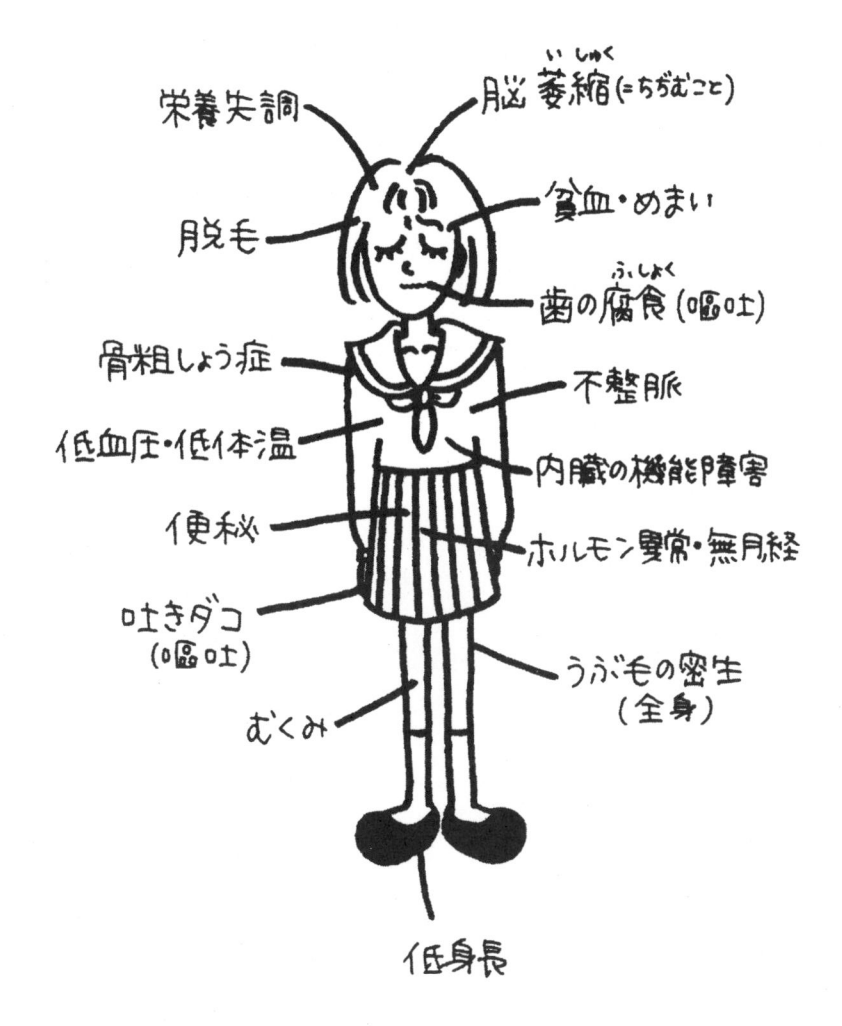

図中ラベル：
- 栄養失調
- 脳萎縮（にちぢむこと）
- 脱毛
- 貧血・めまい
- 歯の腐食（嘔吐）
- 骨粗しょう症
- 不整脈
- 低血圧・低体温
- 内臓の機能障害
- 便秘
- ホルモン異常・無月経
- 吐きダコ（嘔吐）
- うぶ毛の密生（全身）
- むくみ
- 低身長

○摂食障害の治療ってどんな感じ？
　治療は，患者さんの悩みや不安を聞くカウンセリングなどの「心理療法」が中心です。体の症状を改善するために，お薬を処方してもらったり，栄養指導を受けることもあります。このため，この病気のことをよくわかっている専門家，つまり心療内科，精神科，心理相談

機関などを受診しましょう。
　また同じ病気の患者さんや家族が集まって互いに励まし合う自助グループがあるので，そこへ参加してみるのもいい方法でしょう。
　　　　　　　＊でもこの病気は，自分で治ろうという気持ちを持つことがとても大切です。専門家はその手助けをしてくれる人なのですよ。

　「おかしいな」と思ったり，なにか疑問に思うことがあれば，まず保健室の先生に相談してみましょう。

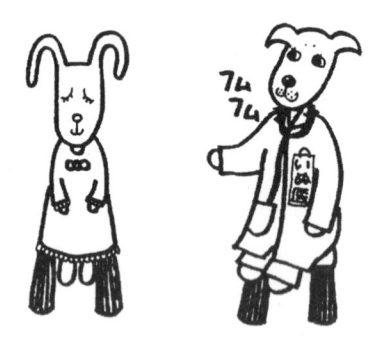

○ダイエットについて
　みなさんはダイエットをしたことがありますか？　無理なダイエットを続けるとどうなるか知っていますか？　たとえば，必要な摂取カロリー以下の食事を毎日続けていると，
　　・栄養のバランスがかたより，栄養失調になる
　　・スタミナがなくなり疲れやすく，貧血ぎみになる
　　・腸の運動が鈍くなり，便秘ぎみになる
　　・イライラしたり，集中力が低下するなど精神的に不安定になる
また生理もとまってしまうかもしれません。

　「ダイエットに熱心な女性ほど，カルシウムの摂取量が少なく，骨折しやすい」という調査結果があります。これは，ダイエットのために栄養のかたよった食事をしていると，カルシウムが不足するため，骨がもろく折れやすいためです。骨が成長する25歳ころまでは，乳製品や大豆製品をたっぷりとる必要があります。
　正しい減量をするためには，かたよりのないバランスのとれた食生活をすることが大切です。1日30品目摂取するよう心がけましょう。

　しかしまずは，自分にとってダイエットが本当に必要なのかどうか，よく考えてみてくださいね。

御家族の皆様へ
摂食障害家族教室パンフレット

○摂食障害とは？

　摂食障害は，極端なやせ状態から体重を増やすことができない拒食症と，ムチャ食いの発作をコントロールできない過食症に大きく分類され，患者さん本人がコントロールしようとしてもできないような，食行動の異常が持続する病気です。

○歴史的変遷

　摂食障害という病気は，溯ると16世紀頃からその病気に関する記載が見られていました。しかし，その病気が初めて詳細に記載されるようになったのは19世紀後半からです。日本では1960年代に本症が初めて報告されましたが，その後，急激に患者数が増加し，現在では稀な病気ではなくなりつつあります。

　特に，アメリカの歌手カレン・カーペンターが拒食症で亡くなったこと，イギリスのダイアナ王妃も過食症に悩まされたことなどをきっかけに，摂食障害がマスコミでも注目されるようになりました。日本でも，芸能人が拒食症となり，世間の注目を集めています。

　1689年，イギリスのモートンは，幾多の心労の後に，食欲喪失，高度のやせ，無月経となりながら，勉強と読書に熱中し，病気だとは思わず，医師の治療にも拒否的な一人の少女の症例を報告しました。

　1878年，イギリスのウィリアム・ガル卿は，「極度のやせ，無月経を呈していながら，原因となる身体的な疾病はなく，患者もどこも悪くないと訴え，落ち着きなく活発に動き回る」女性を診察し，これらの症状は病的な精神状態に基づくものと考え，神経性無食欲症（拒食症）という病名を初めて使用しました。ガル卿が診察に当たっていた2年間で，この患者さんは37kgから58kgへ体重が増加し，著明に改善したとのことです。

　1878年，フランスのラセーグは，ガルとまったく同一の症状群をヒステリー性食欲不振症と名づけ，本症は何かある感動（空想や現実の結婚に関することか，好意や憧憬の断念）

の後に起こること，患者は食後の不快感，胃部の膨満感を軽減するために減食し，活動的になり，やせることに対して一種の満ち足りた自信をもつようになること，家族も弱りきって懇願したり威嚇したりするが，どれも患者の抵抗を増すばかりであること，などについて報告しました。

1900年初期は，脳下垂体の障害によってやせ症状が起こることから，拒食症は下垂体の障害が原因であると，一時，考えられるようになりました。

その後，下垂体障害説が誤りであることが分かり，再び拒食症の精神病理に焦点が当てられるようになりました（精神発達の問題，気分障害との関連，嗜癖との関連，ストレス対処行動，認知機能の問題，家族関係の問題，社会精神医学的問題，などなど）。

また，拒食症の患者の中で，拒食だけではなく，過食を示す患者（約40％）が，さらに，体重は正常範囲でありながら過食や嘔吐のみを示すような患者が，次第に注目を集めるようになりました。特に後者について，イギリスのラッセルにより，神経性過食症という概念が提唱されました。

1980年，アメリカ精神医学会は，患者の示す症状に基づいて，神経性無食欲症（拒食症），神経性大食症（過食症）の診断基準を作成しました。この診断基準は，数年に一度，見直しが行われています。

同様に世界保健機構（WHO）も，摂食障害の診断基準を作成し，数年に一度その見直しを行っています。

○疫学

わが国では，摂食障害の患者さんはどのくらいいるのでしょうか。厚生省神経性食思不振症研究班の調査によれば，1993年に，この病気で病院を受診した患者数は4,500人と推定され人口10万人あたり3.6人，そのうち10歳から29歳の女性に限ると患者数は3,800人と推定され，この年代の女性10万人あたり21.8人という結果が得られています。摂食障害の患者さんは，自分が病気であるという自覚が少なく，まわりから勧められてもなかなか病院を受診したがらないことを考えると，実際にこの疾患に罹患している人の数はこの数倍から数十倍に及ぶと予想されます。ちなみにアメリカ精神医学会は，アメリカの青年期後期から成人期早期の女性の神経性無食欲症有病率は0.5～1％，神経性大食症有病率は1～3％と推定しています。

ところで，摂食障害は近年，急激に増加しているといわれています。わが国でこの疾患の研究が積極的に行われるようになったのは1960年前後からですが，当時は摂食障害の治療・研究に携わっている医師でさえ，患者さんに出会うことは稀であったようです。しかし，70年代前半より大都市を中心に患者の増加が指摘されるようになり，さらに，80年代後半になると，この疾患は精神科医や心療内科医にとって日常的に出会うポピュラーな疾患となりました。新潟大学附属病院精神科でも，1985年までは摂食障害の新患数は年に数人程度

でしたが，86年，87年と急激に増加し，以降は年に20人〜40人の患者さんが新たに治療を求めて来院しています。

このような増加に伴って摂食障害の病像も若干変化しているようです。われわれの調査では，ここ14年間の変化として次のようなことが明らかになりました。

　　①過食や嘔吐・下剤の乱用などを伴う患者の増加
　　②社会適応が良好でない患者の増加
　　③社会的背景の広範化
　　④家族・社会環境に明らかな問題が認められない患者の増加
　　⑤成熟拒否や女性性への抵抗などの，従来いわれていた心理的特徴が認められない患者の増加

摂食障害は，たしかに以前はなんらかの心理的問題や，家族・社会的環境の問題をかかえた患者さんが多かったのですが，今日では若年女性のだれもが罹患しうる病気になったと考えられるでしょう。

○拒食症（神経性無食欲症）・過食症（神経性大食症）の症状と病因

◆診断基準

1）アメリカ精神医学会（DSM-Ⅳ）

拒食症（神経性無食欲症）
　①標準体重から−15％以上の体重減少。
　②体重が不足している場合でも，体重が増えること，または肥満することに対する強い恐怖（肥満恐怖）。
　③自分の体重，体型を感じる感じ方の障害：体重や体型が自己評価に過剰に影響する，または，現在の低体重の重大さを否認する。
　④無月経。

過食症（神経性大食症）
　①ムチャ食いのエピソードを繰り返す。（ムチャ食いとは，他とはっきりと区別される時間の間に，明らかに多量の食べ物を食べることであり，その間は，食べることが制御できないという感覚が伴うものをいいます）
　②ムチャ食いによる体重増加を防ぐために，不適切な代償行動（嘔吐，下剤乱用，絶食，過剰な運動）を繰り返す。
　③ムチャ食い及び不適切な代償行動は，共に，平均して少なくとも3カ月間に週2回は起きている。

④体型および体重によって，自己評価がいちじるしく左右される。

2）国際保健機構（ICD-10）
<u>神経性無食欲症</u>
（a）体重が期待される値より少なくとも15％以上下回っていること，成長期に本来あるべき体重増加が見られない場合もある。
（b）体重減少は「太る食物」を避けること，自ら誘発する嘔吐，緩下剤の自発的使用，過度の運動，食欲減退剤または利尿剤の使用により患者自身により惹き起こされる。
（c）肥満への恐怖が存在する。そのさい，特有な精神病理学的な形をとったボディイメージの歪みが，ぬぐい去りがたい過度の観念として存在する。そして患者は自分の体重の許容限度を低く決めている。
（d）視床下部下垂体性腺系を含む広範な内分泌系の障害が，女性では無月経，男性では性欲，性的能力の減退を起こす。また，成長ホルモンの上昇，甲状腺ホルモンによる末梢の代謝の変化，インスリン分泌の異常も認められることがある。
（e）もし発生が前思春期であれば，思春期に起る一連の現象は遅れ，あるいは停止することさえある（成長の停止，少女では乳房が発達せず，一次性の無月経が起る。少年では性器は子供の状態のままである）。回復すれば思春期はしばしば正常に完了するが，初潮は遅れる。

<u>神経性大食症</u>
（a）持続的な摂食への没頭と食物への抗しがたい渇望が存在する。患者は短時間に大量の食物を食べ尽くす過食のエピソードに陥る。
（b）患者は食物の太る効果に，以下の1つ以上の方法で抵抗しようとする。すなわち，自ら誘発する嘔吐，緩下剤の乱用，交代して出現する絶食期，食欲減退剤や甲状腺末，利尿剤などの薬剤の使用。糖尿病の患者に大食症が起れば，インスリン治療を怠ることがある。
（c）この障害の精神病理は肥満への病的な恐れから成り立つもので，患者は自らに厳しい体重制限を課す。それは医師が理想的，健康的と考える病前の体重に比べてかなり低い。双方の間に数カ月から数年にわたる間隔をおいて神経性無食欲症の病歴が，常にではないがしばしば認められる。この病歴のエピソードは完全な形で現れることもあるが，中等度の体重減少または一過性の無月経をともなった軽度ではっきりしない形をとることもある。

◆症状

厚生省の全国調査による統計などでは，以下のような症状が指摘されています。

1）身体症状として，皮膚変化（ひびわれ，乾燥，色素沈着），体毛変化（産毛増生，抜け毛），う歯，体温低下，低血圧，便通異常，月経異常，骨の弱化，胃拡張，顎下線腫脹，脱水，不整脈，けいれん，腎障害，味覚異常，ウイルス感染，致命的心不全など。
2）精神行動上の症状として，肥満恐怖，やせることへの執着，身体イメージの歪み（やせすぎているのに太っていると確信），病気の意識の乏しさ，活動性亢進，性的感情の乏しさ（中性的），盗み，子どもがえり，食にまつわる行動異常（盗み食い，他人に食事を強要，いつも一人で食事），自己誘発嘔吐，下剤乱用，アルコールや薬物依存，うつ気分，不安やいらいら，社会的孤立，集中力低下など。

これから，その具体的な例を説明していこうと思います。

<u>拒食症</u>

○やせ願望

　拒食症の患者さんは，体重が異常に減少しているにもかかわらず，自分の体型・体重に関して「太りすぎているのではないか」という考えに常にとらわれています。体重計で体重を量れば，自分の体重が極端に少ないということは分かっているのですが，それでも太りすぎていると思い，特に腹部や臀部，大腿など身体の一部が異常に太りすぎていると感じています。また，他の健康的にやせている人と比較して，たとえ患者さんの方がやせていたとしてもそうは思えず，「自分も彼女のようにもっとやせたい」と考えます。35kgを割っても「まだ太っている」と思う，「枯れ枝のような体つき」になることを望むなど，異常なやせを求めていることもあります。このような患者さんにとって，やせていることは自分自身の誇りであり，心の支えとなっていることが多いようです。家族から食事を強制されると，患者さんは「太らされる」と感じ，家族に反発を示すことも多くあります。

○肥満恐怖

　また，患者さんは，「体重が少しでも増えると際限なく体重が増えてしまうのではないか」といった恐怖心を抱いています。このため，少しでも体重が増えると，食事量を抑えたり，吐いたりするようになります。「太る体質となった」「普通に食べていたら際限なく太る」「水を飲んでも太る」などと訴えることもあります。

○拒食，過食

　患者さんは，極端に食べる量が少なくなります。ご飯や糖分の多いものを少なくし，油物は避け，野菜・海草などのカロリーの少ない食品を好んでとるようになります。偏食や好き嫌いも多くなります。多くの患者は，他の人（家族）と一緒に食事をとることを嫌がり，食べた振りをして捨てたり，隠したり，ひそかに吐いたりすることもあります。自分では食事

を摂らないのに，料理にはとても関心が強く，家族にはご馳走を作って食べさせようとすることがあります。また，患者さんの中には，何かのきっかけによって，急に押さえ切れない衝動に駆られてたくさんの食べ物を食べ（過食），その後吐くというパターンを繰り返す人もいます。過食の後は，たいてい自己嫌悪に駆られて再び拒食となることが多いと言われています。

○否認
　多くの患者さんは，自分が病気であるとは考えておらず，たとえやせていることは認めても，栄養失調状態の重大な医学的意味に関しては否認します。患者さんが治療を求めるのは，飢餓の身体的，心理的後遺症にもとづく苦痛のためであり，体重減少それ自体について訴えることはまれです。

○強迫傾向
　患者さんは，いつもカロリーを計算しながら食べているため，「頭で考えて食べる」ことが習慣となり，自然な空腹感や満腹感も分からなくなります。また，何をどの程度食べたら体重がどうなるのか，どれだけ食べて，どこで止めたらいいのかということも分からなくなり，頭は食べ物のことでいっぱいとなります。「どう食べたらいいのか分からず，人の食べ方を見ながら食べ」たりもします。常に食べ物のことばかり考えて，料理法を収集したり，食べ物を買いだめしたりすることもあります。

○身体感覚の異常
　身体感覚も過敏となり，「少し食べ物を食べただけでも，胃がひどくもたれて食べられない」と訴える場合も多くあります。「便秘すると太る」と考えたり，「お腹をすっきりさせたい」ために，市販の下剤をたくさん使ったり，むくみを嫌って利尿剤を使ったりする場合もあります。

○過活動，引きこもり
　日常生活では，患者さんは，「何もしないと落着かない」と訴えて，運動や勉強，趣味に熱中します（過活動）が，体力がないため長続きしません。逆に，人にどう思われているのか気になり，家に引きこもってしまうことも多くあります。交友関係もだんだん少なくなります。

○不安，抑うつ
　患者さんは，些細なことでいらいらしたり，急に落ち込んだりします。自分の思いどおりにならないと，急に怒りを爆発させたり，絶望感から「死にたい」と考えるようになることもあります。このため，家族もあきらめて，患者さんの言いなりになっていることも少なくありません。

過食症

○ムチャ食いの発作
　過食症の場合，患者さんは，自分では制御できないようなムチャ食いの発作を繰り返します。このムチャ食いの間を，「まるで悪魔に乗り移られたかのように，自分が別の人格に変わってしまう」と述べる患者さんは少なくありません。ムチャ食いの最中に起こったことを覚えていないこともあります。このようなムチャ食いの発作は，通常は2時間未満で，患者さんが気持ち悪くなったり，苦痛になるほど満腹になるまで続けられます。ムチャ食いは，不快な気分，対人関係のストレス，食事制限後の強い空腹感，または体重，体型，食物に関連した感情などがきっかけとなって起こってきます。ムチャ食いは，一時的には不快気分を和らげますが，多くの場合はそれに続いて，軽蔑的な自己批判と抑うつ気分を生じるようです。

○嘔吐
　患者さんは，お腹が苦しくなったり，体重増加への恐怖心から，ムチャ食いの後に嘔吐します。時には嘔吐するために，ムチャ食いに走る患者さんもいます。さらに，ムチャ食いを代償しようとして，1日以上の絶食や，過度の運動をすることもあります。

○体型と体重へのこだわり
　過食症の患者さんの場合も，体型と体重にこだわるようになります。

◆拒食症・過食症の病因

それでは，この病気は，何によってもたらされているのでしょうか。
　病因を求めて，多くの研究が行われていますが，
　　1）身体的な要因，素因，体質が原因ではないか？（生物学的モデル）
　　2）心理的に問題となる幼少期の何らかの要因や，本人の育ち方，性格が原因ではないか？（心理的モデル）
　　3）環境的な要因（たとえば家族の問題や学校，受験のストレス，ダイエットに関連するマスコミや友人の言葉など）が原因ではないか？（社会的モデル）

　——現在のところ，摂食障害の明らかな病因は不明ですが，おそらく，これら3つの要素が関連しあって発症すると考えられています（心理・社会・生物学的モデル，多元的病因説）。個人の問題・家族の問題・社会文化の問題，ともとらえられる。

もうすこしくわしくみてみましょう。
　　1．素因（神経内分泌系機能の先天的脆弱性，病気になりやすい因子），たとえばセ

ロトニンと呼ばれる食欲に関係した脳内物質の機能異常，インスリンやグルカゴンといった糖代謝の異常，脳内オピオイド（麻薬様物質）の関与，うつ病に近似した脳内アドレナリン系の機能異常など諸説があります。

　　最近，過食症の患者では，繰り返される無秩序な栄養摂取と浄化（嘔吐，下剤服用）のため，脳内のセロトニンが欠乏している可能性が示唆されています。セロトニンは，満腹状態の時に，特に炭水化物を含む食べ物を制御する役割を担っていますが，過食症の患者さんも，脳内セロトニンが欠乏していることによって，過食・浄化サイクルが永続する結果となるのかも知れません。しかし，これについては，今後さらなる研究が必要です。

2．早期母子関係での情緒交流の問題・自我発達の未熟性・自分の感情を押さえ込みやすい・成熟することへの嫌悪や第2次性徴への拒否・禁欲的な自己否定感の増強（身体は悪い対象そのものであり，やせることはきれいなこと）と，一方での快楽的な欲動との葛藤・その解決手段としての過食嘔吐（一つのストレス対処）・結果として幼児への退行願望・自立と依存の葛藤などの要因が考えられています。

　　摂食障害の患者さんには，個人的な無力感，自分がコントロールを失うのではないかといった恐怖感，高度に他人に左右される自己評価，全か無か（オール・オア・ナッシング）の思考スタイルなどが多く見られると言われています。また，発病前の肥満も，特に過食症の発病危険率を高める可能性が示唆されています。

　　しかし，上述した要因を持つ人に，必ずしも摂食障害という病気が起こるわけではありません。

3．家族内外の人間関係の影響・いわゆるストレス，たとえば喪失体験であったり分離体験であったり（受験や友人関係，親子関係で体験すること）・ひろく女性をとりまく社会文化流行（やせを美化する風潮），が相互に関係している可能性があります。

　　現代の，仕事を遂行し，なおかつ育児をするといった女性の葛藤。

　　ダンサーやファッションモデルのような一部の特別な職業では，摂食障害が発生する確率が極めて高いと言われています。

　　しかしながら，今日のように痩身が社会的に高く要求されるようになるずっと以前から，摂食障害が臨床的に十分に報告されていたということにも注目する必要があります。

　　摂食障害を生み出す家族関係の要因についても，さまざまな研究が行われていますが，現在のところ，家族のあり方が摂食障害の原因となるといった明らかな証拠は示されていません。

　最近の20年間の生物学的精神医学における新たな関心は，生物学的メカニズムについての研究を促進しました。特に，減量や飢餓が，摂食障害のいくつかの特徴的症状の原因であ

ることが理解されてきています。幸運にも，多要因の原因を受け入れることによって，極端な病因論は排除され，さまざまな面からの調査・研究が発展し，さらなる理解の発展が促進されています。

◆その他，病気に関わることがら

具体的にケースをみると，この病気の始まりに，もともと「白か黒か」という極端な認知（完璧主義，高すぎる要求水準）をしやすい女性が，他者などからの心ない一言を契機にダイエットをはじめ，次第にやせることの自己達成感にのめりこむというパターンがしばしば認められます。その後，次第に食事を制限することがエスカレートすると，いわゆる飢餓状態におちいります。飢餓状態は身体的生理的に多くの変化をもたらしますが，一種の多幸感を引き起こすことでかえって食行動異常を維持する結果となります。また，やせることへの賛美なども加わり，食事や体型が唯一の関心事となっていきます。すると患者さんは家族や友人の幸せなどを考えることなど不可能となり，ただやせること，食べ物について考えることがすべてとなります。しかし時に食べ物への欲求が押さえきれず，ムチャ食いをしてしまいます。これを清め，浄化し，すべてを無にするために嘔吐します。これは一種のやせ・嘔吐依存の病理（アルコール依存や薬物，ギャンブル依存に近い）ともいえます。

また，いったん食行動をめぐる悪循環にはまりこむと，なにが原因でなにが結果なのかわからないような，一種の悪循環のわなにはまってしまいます（原因が結果となり，結果がまた原因となる）。たとえば過食嘔吐をすると落ち込む，結果自責的になりかえってストレスとなる。それが引き金となってさらに過食嘔吐がひどくなるというサイクルは，その典型的な例でしょう。

○病気の経過

ここでは，摂食障害の一般的な経過について述べてみたいと思います。

①悩みや失敗を体験し，体型にこだわっていく時期。

思春期・青年期は，身体的成熟に加えて，親からの自立が要請され，不安・悩みを抱えやすい時期です。子供の頃からすべてにおいて最善を尽くしてきた子供は，この時期に悩みや失敗を体験すると挫折感も大きく，それを何とか克服しようとして勉強や仕事にのめり込んだりします。また，周囲の目を気にし，期待に何とか応えようとして逆に悩みを抱えてしまう場合もあります。特に女性では，社会的な活躍と同時に結婚して子供を育てるという矛盾した期待や，やせて奇麗な体が賞賛される風潮が大きく影響します。そして，一部の女性では，このような不安や悩みを，ダイエットで解消しようとします。

②解決の努力を続けるうちに，ますます体重が減っていく時期。

患者さんは，一時は，やせて周囲の人から羨ましがられたり，頭も冴えて勉強もはかどり，体も軽くなって活動的となるため，心地よい達成感を味わいます。しかし，ダイエットは挫折感の偽りの解決であり，本来の悩みは解決されたわけでないため，悩みや挫折を通した人間的な成長は棚上げされます。逆に，不安や挫折感を，さらにダイエットすることにより解消しようと考えます。もともと完璧を求める傾向がある場合，ダイエットによる飢餓状態が影響して，ますます完璧主義に拍車がかかります。

③拒食症という病気が完成し，肥満恐怖に陥る時期。

　拒食症の状態となると，患者さんは強迫的にやせにこだわり，自分が異常にやせていることも認めなくなります。ちょっと油断すると過食の症状が現れてしまうため，急激に太るのではないかという恐怖感が加わります。このため，さらにやせにこだわるようになります。拒食症の病気の完成です。

　この時期に，家族が異常なやせを心配して病院に連れてきますが，患者さんにとって，やせていることは自分の心の支えでもあるため，治療に抵抗します。このため，治療も中断してしまうことが多くあります。

④身体的影響，精神的影響が高度となる。同時に治療が継続される。

　やせ状態，飢餓状態が続くと，体のだるさ，むくみを始めとしたさまざまな身体の症状が出現します。また，精神的にも，憂うつな気分や，いらいら，怒りの爆発など，不安定となります。社会的にも家に引きこもるようになります。

　この頃になると，患者さん本人も，自分の病気を何とかしたいと考えるようになります。しかし，実際体重を増やそうとしても，肥満恐怖が湧いてきて食べることができません。また，少しでも太りはじめると，太りすぎたように感じていらいらしてしまい，強いストレスとなります。場合によっては，入院治療が必要になることも多くあります。この時期は非常に長く続く場合もありますが，辛抱強く患者さんを支え，治療を継続していくことにより，少しずつ患者さんは太ることへのストレスに耐えられるようになります。

⑤少しずつ体重が回復し，治療が終結する。

　患者さんの回復する過程は一様ではありませんが，多くの患者さんは，それまでできなかったことが自分なりにできるようになったり，うまく話ができなかったことが話せるようになったり，友達ができたりなど，生活面全般が改善することと平行して体重も回復します。

　このような体重の回復期には，むしょうに甘いものが食べたくなります（多食）。多食も患者さんにとっては苦しいものです。3食の食事をきちんと食べた上で，あとは体の要求に任せて食べていると，徐々に多食もおさまります。体重が回復しても，太っていることが耐えられないといった気持ちが残ることも多くあります。体重が回復しても，患者さんを支え続ける姿勢が大切です。社会生活がうまく行くようになると，徐々に体型についてのこだわりも少なくなります。

○病気の予後

拒食症の予後調査では，約2分の1以上の患者さんが回復し，約4分の1の患者さんが軽快すると言われています。ただし，軽快しても，やせへのこだわり，軽い食行動の問題が残る場合があります。不変あるいは死亡例も報告され，死亡率は5％と言われています。死因は，栄養障害，合併症によるものが半数程度，自殺が約4分の1で次に続きます。

過食症は比較的新しい概念であり，長期的な予後についてはまだよく知られていません。軽度の患者さんでは長期に治った状態が続く場合もありますが，軽快しても，完全には症状がなくならない場合もあります。未治療の過食症の患者さんでは，1年から2年の間に，自然によくなる場合もあります。また，多くの患者さんは，ストレスの後に，過食症や気分障害が再発しやすいと言われています。

過食症の死亡率は，まだ知られていません。

○摂食障害の合併症

◆ダイエットの生理学

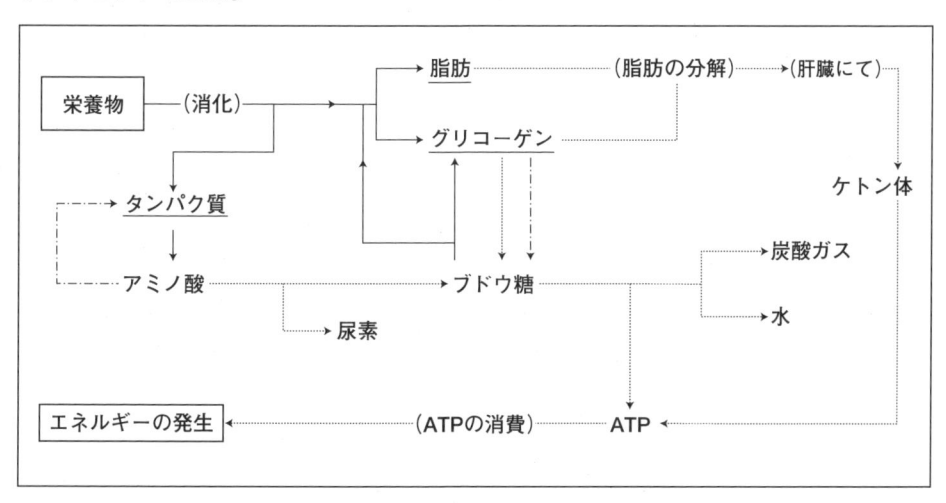

```
栄養物 ─(消化)─┬─→ 脂肪 ·······(脂肪の分解)······→ (肝臓にて)
               │   グリコーゲン                      ケトン体
               ↓
              タンパク質
               ↓                                    炭酸ガス
              アミノ酸 ─────→ ブドウ糖 ─────────→
                    └─→ 尿素                        水

エネルギーの発生 ←──(ATPの消費)── ATP ←─────
```

──→ 安静時，インシュリンなどのホルモンによって進む反応

---→ 運動時，成長ホルモンなど，主にインシュリン以外のホルモンによって進む反応

·····→ コルチゾール（副腎皮質ホルモン）による反応

グリコーゲン：短時間で激しい運動をするためのエネルギー源
脂肪：長時間運動する時にグリコーゲンを補充・補足するエネルギー源
筋肉・骨：飢餓状態の時はアミノ酸の貯蔵庫としても働く

つまり，運動するために必要な"燃料"には2種類ある。それが，グリコーゲンと脂肪，そして運動するための"エンジン"が筋肉である。
　本来ダイエットとは，以下の3点を考慮した身体作りである。
　　　①できるだけ多くのグリコーゲンを肝臓と筋肉に貯え，
　　　②必要最低限の脂肪を確保し，
　　　③運動能力を維持し，筋肉量を落とさない：筋肉量自体は，減少しやすく増加しにくい
　　　　　　　　　　　　　　　　　　　　　　脂肪量は，減少しにくく増加しやすい。

◆拒食症の合併症

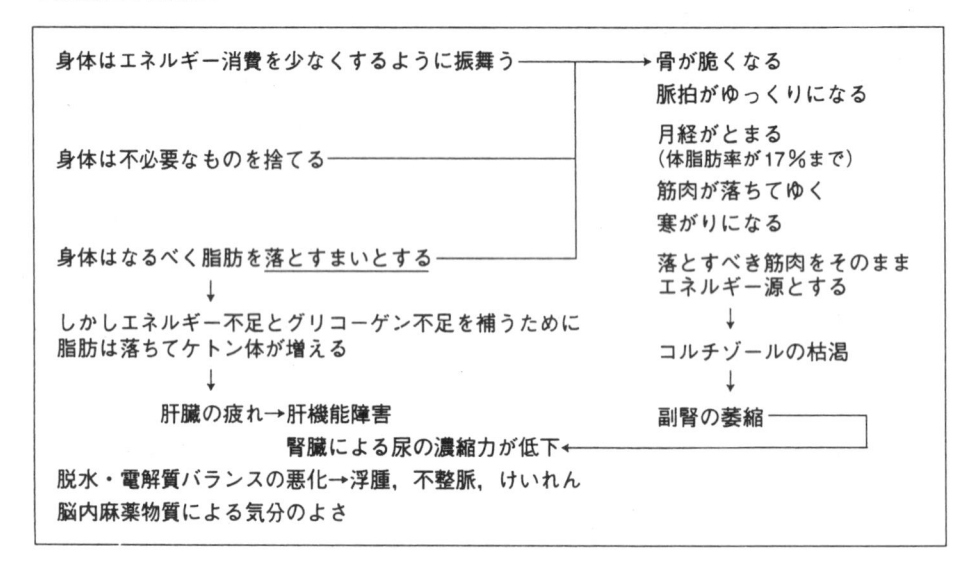

身体はエネルギー消費を少なくするように振舞う ──→ 骨が脆くなる
　　　　　　　　　　　　　　　　　　　　　　　　　脈拍がゆっくりになる
身体は不必要なものを捨てる ───────────　月経がとまる
　　　　　　　　　　　　　　　　　　　　　　　　　（体脂肪率が17％まで）
　　　　　　　　　　　　　　　　　　　　　　　　　筋肉が落ちてゆく
身体はなるべく脂肪を落とすまいとする　　　　　　　寒がりになる
　　　↓
しかしエネルギー不足とグリコーゲン不足を補うために　落とすべき筋肉をそのまま
脂肪は落ちてケトン体が増える　　　　　　　　　　　エネルギー源とする
　　　↓　　　　　　　　　　　　　　　　　　　　　　↓
　　肝臓の疲れ→肝機能障害　　　　　　　　　　　　コルチゾールの枯渇
　　　　　腎臓による尿の濃縮力が低下 ←──────　↓
脱水・電解質バランスの悪化→浮腫，不整脈，けいれん　副腎の萎縮
脳内麻薬物質による気分のよさ

◆過食症の合併症→「拒食症の合併症」に以下の諸症状が加わる

　　　（1）むちゃぐい　　虫歯
　　　　　　　　　　　　胃拡張（破裂することすらある）
　　　　　　　　　　　　唾液腺が腫れる
　　　（2）多飲水　　　　けいれん
　　　　　　　　　　　　意識が薄れる
　　　　　　　　　　　　腎臓による尿の濃縮力が低下
　　　（3）嘔吐　　　　　口・頬の痛みと口の渇き感，食物を飲み込みにくくなる
　　　　　　　　　　　　歯がボロボロになる
　　　　　　　　　　　　いきむことによる；気胸（肺が一部破れること），血を吐く（食道と胃の
　　　　　　　　　　　　　　　　つなぎ目が一部切れる）　目の充血
　　　　　　　　　　　　指の「吐きだこ」や傷
　　　（4）下剤の乱用　　脱水，徐脈，低血圧

(5) 利尿剤（ラシックスなど）の乱用

低カリウム血症 ─┬─ 尿を濃くすることができなくなる
　　　　　　　　├─ 不整脈→場合によっては死ぬこともある
　　　　　　　　└─ 筋肉が動きにくくなる→腸閉塞

　　　　　　　　　　　　　　　　　　　呼吸しづらくなる
腎臓の「ろか装置」が筋肉の繊維で目詰まり←───── 筋肉が血液中に溶け出す
　　　　　　　↓
　　　　　　尿毒症

◆体重が回復してきた時に一過性に起こる不快な症状

　うつ症状
　疲労感
　腹部膨満感
　身体への水分の貯溜→一時的に体重の増加スピードが早くなる
　一時的に身体の抵抗力（免疫能力）が弱まるのでカゼなどひきやすくなる
　点滴治療を開始しはじめの頃：脱力感，こむら返り
　　　　　　　　　　衰弱が激しい人の場合→腸管浮腫による腸閉塞
　　　　　　　　　　　　　　　　　　　　胸痛，血痰（肺塞栓）
　　　　　　　　　　　　　　　　　　　　感染症により死亡することもある

○治療

　摂食障害は，個人（生物学的，心理学的），対人関係（家族関係），社会文化のさまざまな要因が相互に影響しあって形成された病気であると考えられます。このため，治療もこれらのさまざまな要因を視野に入れて行われる必要があります。

すぐによい結果が出なくとも焦らないように。
　時として，これらさまざまな要因が複雑に影響し合う結果，症状がなかなか好転せず，病気が長期化する場合もあります。すぐによい結果が出なくとも焦らずにゆっくりとやっていくこと，うまく行かなくとも，その時からまた新たな気持ちで治療に臨むといった心構えが大切です。

治療の目標：食事や体重のこだわりから解放されること。生活全般が改善されること。
　摂食障害の治療の目標は，治療者や家族が，摂食障害の患者さんをコントロールすることではなく，患者さんが食事や体重のこだわりから解放されること，あるいは，患者さんが自分をコントロールしなくていい自然な自分でいられるように援助することであると思われます。
　また，それまでできなかったことが自分なりにできるようになったり，うまく話ができな

かったことが話せるようになったり，友達ができたりなど，患者さんの生活面全般が改善することも大きな目標となります。

◆個人に対するアプローチ

治療への導入：辛抱強く治療に導入することが大切

たとえば拒食症の患者さんの場合，「自分は病気でない」と考えたり，「身体の辛い症状だけを治して欲しい」と考えることが多くあります。身体的な苦痛がなくなるとすぐに治療を中断してしまうため，病気が長期化，深刻化しやすくなります。ところで，著しいやせや食行動異常を決して病気と認めようとしない患者さんはとても頑固のように見えますが，心の奥底には挫折感や空虚感が隠されています。このような患者さんの心の痛みや傷つきを理解しつつ，辛抱強く治療に導入していく必要があります。

また，逆に過食症の患者さんでは，それまで過食，嘔吐に延々と苦しめられてきているため，魔術的な治療法（治療者）や薬を求め，一気に問題を解決してくれることを期待する傾向があります。そして，なかなか思うような効果が得られないと治療を中断してしまいます。過食症の治療も，患者さんの食行動だけではなく，内面や対人関係の問題点にも目を向け，じっくりと腰を据えて治療を進める必要があります。周囲の人もそのことを理解し，長い目で見て患者さんを支えてあげるとよい結果が得られます。

◆心理教育的アプローチ

治療の全経過の中で，患者さんは，（ア）病気の症状，（イ）誤ったダイエットの考え方，（ウ）低体重・飢餓状態がもたらす身体的・心理的影響，（エ）嘔吐や下剤乱用がもたらす身体的影響について，繰り返し教育されます。この際，支持的，無批判的な雰囲気が保たれることが，単に知識の伝達にとどまらず，患者さんの心や行動によい変化をもたらすために重要なポイントとなります。

◆食事について：食習慣の安定化

摂食障害の治療では，体重や体型の改善よりも食習慣の安定が大切と言われています。正常な摂食パターン（3食の偏りのない食事と2回の間食など）の回復は，治療の大きな目標の一つです。しかし，これはなかなか容易なことではありません。拒食症の患者さんは，食事を強制したり，本人の希望よりも多めに出したりすると，「太らされてしまう」と反発や警戒心を強めてしまいます。したがって少なくともはじめは，食事の強制はせず，患者さんが好むものを少しでも多く取れるように工夫してみてください。

食事量を増やすと一時的に体重は増えますが，その食事になれてくると（1～2週間），体重はわずかに減少します（これは基礎代謝が減少するためです）。急激に体重が増加する

ことはありません。このことも患者さんに何度も説明する必要があります。

　食事を制限すると，そのパターンが持続することになることが多いため，過食があっても，規則正しい3度の食事は守るほうが望ましいと言われています。

　また，嘔吐はできるだけ抑制して下さい。嘔吐を我慢していると，胃がもたれたり，張ったりしますが，その苦しみをしっかり覚えておくと次の過食の衝動を抑える力として働きます。食べた後，少しでも嘔吐するまでの時間を延ばすこと，少しでも嘔吐する量を少なくすることができるだけでも進歩です。

　＊治療においては，正常な食習慣や体重に焦点が当てられることが多いのですが，それだけを患者さんとの議論の焦点としないように注意しましょう。患者さんの生活面全般が改善されることが大きな目標です。

◆精神療法的アプローチ

　精神療法的アプローチには，さらに，個人精神療法（力動精神療法的・対人関係的アプローチ，認知・行動療法的アプローチ，行動療法的アプローチなど），家族療法，集団精神療法があります。多くは，外来，および入院治療の中で，患者さんの病態に応じて，これらを組み合わせた多面的な治療が行われます。

　力動精神療法・対人関係的アプローチでは，患者さんの無力感，絶望感，恐れ，愛情希求などに共感的に応答しながら，患者さんの心理的，対人関係的問題点を共に考え，患者さん自身の判断と取り組みを尊重して，患者さんが社会的な場面で自分の力を生かしていくことを援助します。

　認知・行動療法的アプローチでは，患者さんが抱いている誤った認知・行動（食行動，体重・体型に対する歪んだ認知，低い自己評価，過剰な完璧主義）を検討し，病気を含めたさまざまな問題によりうまく適応できるように援助します。また，どういう時に過食や嘔吐が起るのかといった出来事との関連にも注意を払います

　　（患者さんの持つ誤った認知の例）
　　・もし，体重が0.5kg増えたら，増え続けて10kgも増えてしまうだろう。
　　・キャンディ1個食べたら，すぐにお腹の脂肪に変わってしまうのだ。
　　・このひどい胃の膨らみは胃の中にあるのだ。吐き出さなくてはいけない。
　　・私にとって寂しさ（あるいは退屈さ，怒りなど）は耐えられない。過食しなけ
　　　ればいけない。　など

　行動療法的アプローチでは，患者さんの行動にある程度の制限を加えながら，ダイエットを止め，食事の規則的なパターンを確立し，過食をコントロールすることを援助する方法です。

　集団精神療法的アプローチでは，患者さん，あるいは患者さんを抱える家族がそれぞれ集まり，同じ悩みを持つ人との交流，支持を通して問題への対処能力を高めていく治療法です。

◆薬物療法

拒食症では，あまり有効な薬物は知られていませんが，体重が増加する際の不安を軽減する目的に抗不安薬が，抑うつ的な患者さんでは抗うつ薬が，それぞれ用いられています。

過食症では，抗うつ薬が過食・嘔吐の頻度を減少させるという報告があり，抗うつ薬による薬物療法が試みられます。

しかし，これらの治療薬は，医師の指示にしたがって用い，決して乱用しないように注意する必要があります。

◆外来治療

外来では，摂食障害の患者さんに対して，次のような治療が試みられます。

①摂食障害の診断，及び重症度について検討されます。また，心理教育的立場から，病気の知識，正しい栄養の知識，低体重・飢餓状態が心身に及ぼす影響，嘔吐・下剤の乱用が身体に及ぼす影響について，繰り返し説明されます。

②また，体重や血液生化学的検査，心電図検査などによって，身体面の管理が行われます。特に，拒食症では低体重（多くは35kg以下になると問題となります）による低血糖（冷や汗，倒れる），過食症では電解質のバランスのくずれ（全身の脱力感）に注意する必要があります。

③患者さんの症状にあった薬物療法が検討されます。

④患者さん，及び御家族に対してのさまざまな精神療法的アプローチが行われます。特に，支持的，無批判的態度から，患者さんが，体型や体重へのこだわりに振り回されすぎないように援助します。また，患者さんの挫折感，絶望感に共感的に応答しながら，患者さんの自己表現を促し，患者さんの歪んだ身体イメージや偏った考え方を検討し，対人関係の問題についての助言を与え，少しでも生活が改善されるように援助します。

⑤これらの外来治療で症状が改善しない場合，あるいは，ある基準以上に症状が悪化する場合は，入院など，治療が変更されることについても理解しておいて下さい。

◆入院治療

次のような場合は，入院治療が必要となってきます。

・身体の危機的状態（多くは30％以上の著しい体重減少。激しい過食・嘔吐による身体バランスのくずれ）
・自殺の危険性がある場合
・外来治療の失敗
・極度の社会的孤立

・過食・嘔吐が繰り返され抑制が困難な場合，悪循環を絶つ目的に入院が必要となる場合があります。

入院治療では，身体的，栄養的管理をより重点的に行うことができます。日々の摂取カロリーと目標とされる体重が決定されます。時に，濃厚栄養剤を併用したり，鼻から胃へ細い管を入れ，強制的に栄養を摂ってもらうこともあります。中心静脈栄養といった特別な点滴で栄養を与える場合もあります。しかし，このような強制的な栄養は，最後の手段として用いられるものです。

また，入院中は，行動療法的アプローチとして，患者さんの行動にある程度の制限が与えられ，患者さんが，食習慣を安定させ，体重を増やすことに専念できるように工夫されることが一般的です。しかし，特に体重が増え始めると，患者さんは不安感に駆られて無断で帰宅してしまうことも時に見られます。行動制限が無い場合，何カ月も入院しても，まったく体重に変化がみられないといった場合もありますので，患者さんを含めて主治医とよく相談しながら治療方針を決定するとよいと思われます。

自殺の危険性が高まっている場合は，より厳重な行動制限（家族の付き添い，閉鎖病棟など）が必要なことは言うまでもありません。

◆家族へのアプローチ

患者さんの病気を家族がどのように対応したらよいかということについて，治療者と家族全体で話し合う家族療法という治療法が，摂食障害に有効であると考えられています。

また，家族に心理的なサポートを与えながら，患者さんの病気や治療の知識を共有し，患者さんのさまざまな問題を解決する援助を与えるような，心理教育的，家族集団療法，家族教室等の治療法も注目を集めてきています。

◆社会へのアプローチ

社会的なアプローチはまだまだこれからの観が強いのですが，患者，家族，治療機関のみならず，学校や職場，社会にも，病気についての理解，連携を広げていくことが大切となります。

また，病院の中でも，各診療科間の連携も大切となります。

○家族が患者さんにしてあげられること

患者さんは入院治療以外，大部分を家族と共に過ごします。このため，御家族がどのように患者さんの病気に対応したらよいか，どのように患者さんをサポートしたらよいかについて，考えてみたいと思います。

◆A 患者さんと接する際の基本的態度

①御家族も共に病気について学び，治療に参加しましょう。
　摂食障害という病気について，御家族も患者さんと一緒に学んでいくことが有効です。患者さんの「わがまま」「甘え」と見るよりも，「病気の症状」と思って接する方がよい結果をもたらします。
　また，この病気の治療は，複雑化・長期化することも少なくありません。このため，御家族もしばしば治療者と話し合う機会を設け，現在の治療の状況，御家族が協力できることなどについて，治療者と協力し合って治療を進めていくことが大切となります。

②病気の犯人探しをしないようにしましょう。
　まず，御家族の中で，患者さんの病気の犯人探し，責任追求をすることは慎んで下さい。たとえば，「母親が過保護すぎたから子どもが病気になった」とか，「父親が厳しすぎた」といって家族内でもめることは，逆に患者さんの治療に有害です。家族の育て方，あるいは家族関係が病気の原因であるという証拠はありません（ただし，これまでの患者さんへの対応でうまく行かなかったと思う点があれば，別の対応を工夫してみることは効果があります）。特定の個人を追求したり，責めることはせず，共に治療に協力するようにしましょう。

③患者さんの問題行動に巻き込まれすぎず，感情的な批判，過剰な心配はできるだけ避けましょう。
　家族が患者さんの問題行動に巻き込まれすぎると，家族もストレスがたまり，患者さんを感情的に批判したり，過剰に心配する結果となり，それがまた患者さんの不安や自責感を高めます。このような家族内の悪循環を避けるためには，ある程度家族が，患者さんの問題行動に対して距離をおくことが必要です。具体的には，家族同志，また，家族と治療者が連携・協力し，家族をサポートしてくれる他のさまざまな社会的ネットワークとのつながりを深めていくなどの方法が考えられます。

④患者さんの日常生活全般が改善されることを目標としましょう。
　摂食障害があっても，食行動の異常だけにこだわらず，日常生活全般を改善することを目標としましょう。日常生活全般が改善されることが，食行動にもよい結果を及ぼします。

⑤時には限界設定が必要となることもあります。
　患者さんは思うように病気が回復しない場合，気分が不安定となり，家族に暴言，暴力をはたらいたり，悲観的となって自傷行為（大量服薬，手首自傷など）を起こすことがあります。このような場合，早めに家族全体で話し合い，危険な行動が起こらないようルールを確認しておく必要があります。ルールは，明確に，細かい説明を避け（説明が多いほど意味が不明確になります），早目に（問題行動がエスカレートする前に），家族全体で決めるようにし

ましょう。患者さんが20代，30代でも，必要なルールを設定しましょう。ただ本人の「成長」を待つだけでは不十分な場合もあるのです。

危険な行動を生じる可能性が高い場合（特に自殺企図など）は，治療者と相談して対策を決定する必要があります。

⑥**家族のあり方の振り返りを。**

摂食障害は，一つの病気であるとともに，患者さんの生活において何かが（たとえば対人関係のあり方，家族との関係のあり方など）うまく行っていないことのサインであると言われています。食習慣の異常を修正するだけでなく，何がうまく行っていないのか（あるいはいなかったのか）を御家族のそれぞれが考えてみることも大切です。これまでの患者さんへの対応でうまく行かなかったと思う点があれば，別の対応を工夫してみることは効果があります（だからといって，家族の対応が悪かったから摂食障害が起ったというわけではありませんが）。また，新たな対応で，よかったことがあれば，それを続けるようにしましょう。

⑦**なかなか回復しなくとも，焦らずじっくりとやっていきましょう。**

病気は長期化することがほとんどです。治療者と連携しながら，焦らずじっくりとやっていくことが大切です。

◆B　こんな時はどう対応したらよいか（具体的な問題について）

食事，体重について

食事についてはすでに治療の項で述べましたが，なかなかうまく行きません。食事を強制せず，患者さんが好むものを少しでも量を多く取れるように，調理を工夫してみて下さい。患者さんのペースだけにしておくと，患者さんはつい「まあいいや」という気持ちになって食事を抜いてしまいがちですので，要注意です。

患者さんは，病気のため，自分の身体について認識の歪みが生じています。このため，周囲が思っているほどにやせているとは思っていません。体重が増えてきた時，「太ってよかったね」という言葉は禁句です。患者さんが一番気にしていることですし，喜んでいるわけでなく複雑な心境です。「体重を増やしたくないのによく頑張っている」と評価してあげる方がよいでしょう。

過食・嘔吐について

過食・嘔吐も，大量に食べ物を買い込んで食費がかさんだり，トイレを占領したりして，御家族をいらいらさせるものとなります。しかし，これらは，病気の症状であり，患者さんも止めようにも止められなくて困っているのです。過食の後は，患者さんは自己嫌悪のため落ち込みます。御家族の方は，過食・嘔吐を，「わがまま」「甘え」と決めつけず，患者さんを責めないようにして下さい。また，家にはできるだけ必要以外の食べ物を置かないように

しましょう。ただし，患者さんは夜中でもスーパーなどに買いに走るので，完全に過食を防ぐことは困難です。一生過食が続く人はいませんから，必ず治ると保証して，長い目で見て支えてあげるようにして下さい。

引きこもりについて

患者さんは，太ることが気になったり，気分が不安定になって，家にこもるようになることが一般的です。こういう時に，無理に外に連れ出したり，人に会うように勧めてもうまく行きません。あまり無理をせず，気分の安定している時に勧めるだけにしましょう。

過活動について

拒食症でやせはじめている時，勉強や仕事，運動にそれまで以上に熱中し，ますますやせが加速されることがあります。やせはじめている時は，できるだけスタミナを温存しなくてはいけません。できるだけ休養を勧めましょう。

幼児がえりについて

病気の時は誰でも多少幼児がえりが起きますが，ことにこの病気では顕著に現れる場合があります。これまでまったく手のかからなかった患者さんが，お母さんにとても甘えたがったり，片時もお母さんを離さなかったり，一緒に寝たり，お風呂に入りたがったりします。そういう時には，「いい年をして気持ち悪い」と思わずに，存分に甘えさせて下さい。幼児がえりは病気がよくなれば，もちろん元に戻ります。

また，他の兄弟がいる場合は，お母さんが患者さんに手がかかりすぎてしまうことで他の子どもに手が回らず，兄弟から不満が出やすくなります。このような場合も，患者さんは病気のために幼児がえりをしているのですから，他の兄弟とよく話し合い，できるだけ協力してもらうとよいでしょう。

攻撃について

幼児がえりをしている時は，依存と同時に攻撃が見られることがあります。特にお母さんが対象となります。攻撃は，口の暴力の場合が多く，ああいえばこういうで理不尽です。「親が分かってくれない」という言葉がよく聞かれますが，これは親にもっと分かって欲しいという場合だけでなく，自分の要求が思い通りに行かない場合にも見られます。このような場合，御家族が患者さんと同じ低いレベルでやりあってもうまく行きません。心ならずも暴力を振るって，自分自身も責めている患者さんの辛い気持ちを察するような言葉をかけてあげて下さい。お母さん自身が腹立たしくなってしまうことがあっても当然で，自責的にはならないようにしましょう。少し冷却期間を置いて，冷静になると，お互いよく話し合えるものです。

ただし，患者さんの要求がエスカレートして，常識からかけ離れるような場合，それなりのけじめをつけることも大切です。家族のできる範囲でやらないと，家族が参ってしまいま

す。

父親の役割について

幼児がえりをしている時は，母親に甘え，攻撃も母親に向かい，父親は敬遠されることが多いようです。しかし，父親の役割は重要です。患者さんの対応に疲れ果てている母親を支え，また，母親に協力して患者さんに関わるようになると，ぎくしゃくしがちであった母と患者の関係も安定し，家族全体で患者さんを見守ることができるようになります。患者さんが拒否的となっている場合も，少し離れた視点から，家族全体を見守ることができます。心配していても，態度で表現しないと患者さんには伝わりません。患者さんも，内心は，父親の関わりを期待しているものです。

万引きについて

この病気の経過中に，時として万引きが見られる場合があります。品物はほとんどが食べ物です。このような万引きは，病気特有の異常心理によるものです。このため，病気が回復すると，万引きもなくなります。患者さんを責めても解決にはなりません。治療者と相談して対応を検討することがよいでしょう。

◆おわりに

摂食障害は，かなり長期の時間を必要とします。しかし，不治の病ではなく，じっくりと腰をすえて治療していけば，必ずよい結果が現れます。焦らず，できることから始めていくようにしましょう。

新潟大学精神医学教室
摂食障害家族教室担当者編

摂食障害からの回復

ゆっくり，あせらず，工夫をしながら，
家族も共に楽になりましょう

国立精神・神経センター精神保健研究所社会復帰相談部
国府台病院心療内科・精神科

第1回

摂食障害は思春期から青年期に生じやすい病気です

- 女性に多く生じます。（10対1）
- 16世紀からそのような症状があることは知られていましたが，現代になって，先進諸国で増加してきました。（発症率1％）
- 「やせていること」が「よいこと」とされる文化が，食へのこだわりの背景にはあるようです。
- 現代の日本では，普通の子の病気，若い女性の誰もが罹患しうる可能性のある病です。
- 「やせていると，認められる，受け入れられる」という思い込みが，ダイエットに熱中する背景にはあるようです。

摂食障害には拒食の状態と過食・嘔吐を繰り返す状態があります

- 拒食が続く状態では，「食べないこと，食べなかったこと」にこだわり，自分をコントロールすることに熱中します。
  - □いくらやせてもこれでよし，と思えない状態が続きます。
  - □ちょっとでも太ることは「負け」であり，絶対負けられない，という気持ちのかたまりのようです。
  - □飢餓状態になると，食べ物以外のことを考えるのが困難になります。

■過食・嘔吐は，ずっと我慢してきたことのはねかえりのように始まり，際限なく食べ続けては，吐きます。
　　　□食べている間は，「頭の中は真っ白で何にも考えない」と，よく言われます。
　　　□胃の膨満感や体重の増加などで，過食のあとは自己嫌悪におちいり，わざと嘔吐したり，下剤を乱用したりすることがしばしばあります。
　　　□太りたくない気持ちのままなので，拒食への意志－飢餓－過食－自己嫌悪－嘔吐の悪循環に，はまりやすくなります。

発生の引き金には，思春期や青年期に生じやすい，「自分に対する自信のゆらぐ体験」が関連しているようです

■発症の引き金は，その子それぞれです。
　　　□いじめや冷やかしにあった，努力したことや，望んでいたことに期待どおりの結果がえられなかった，そういう時に，ひとは「自分への強い不安」を感じがちです。
　　　□こんな時「自分がだめだからこうなった」とうけとめ，他人に対する怒りや不満を出せなかったり，中途半端を良しとできないと，「自信のゆらぎ」は大きなストレスになります。
　　　□ダイエットをすることは，はじめ「みんなからほめられる」し，「心配してもらえる」し，「自分で結果が早く出せる」ので，「自信のゆらぎ」から回復しようとして，はまりやすい行動の1つのようです。

食事をめぐって，気持ちの悪循環があるようです

■「いいかげん」になれずに，何かをしなくてはという気持ちにかられています。

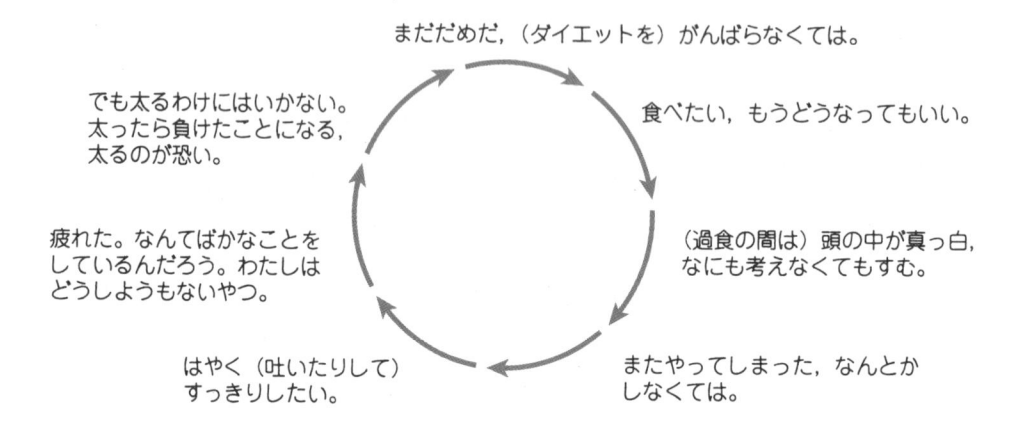

　　　　　　　　　　まだだめだ，（ダイエットを）がんばらなくては。

でも太るわけにはいかない。
太ったら負けたことになる，
太るのが恐い。

　　　　　　　　　　　　　　　　　　　食べたい，もうどうなってもいい。

疲れた。なんてばかなことを
しているんだろう。わたしは
どうしようもないやつ。

　　　　　　　　　　　　　　　　　　　（過食の間は）頭の中が真っ白，
　　　　　　　　　　　　　　　　　　　なにも考えなくてもすむ。

　　　はやく（吐いたりして）
　　　すっきりしたい。

　　　　　　　　　　　　　　またやってしまった，なんとかしなくては。

家族もはまりやすい悪循環

■関わりたいのに関われないとか，患者さんや自分に対するマイナスの気持ちが悪循環になり，お互いの気持ちが落込みがちです。

```
                 どうして私の食事が食べられないんだろう。
                              ↓
(ダイエット) もっとほかの              このままだと (やせ細って)
ことにがんばればいいのに。             死んでしまうのじゃないか。
                                    どうしたらいいんだろう。
        どうして，言うことを聞
        いてくれないんだろう。          (過食を) またやっている。い
                                    つまで続くんだろう。お金もも
落ち込んじゃって，でも自分で           ったいない。
やったんだからしょうがない。
                              ↑
                 (嘔吐するのは) 見てられない。
                 でもなにもしてあげられない。
```

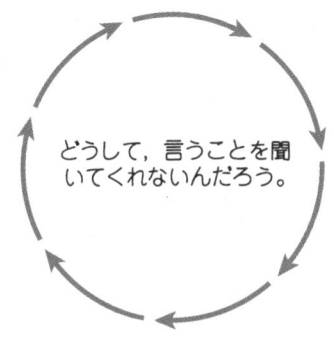

家族の方もこの悪循環に巻き込まれるのは当然の出来事です

■食事をつくることは，母親の役割であることがたいていですから，お母さんがたが動揺するのは当然です。
■過食や嘔吐・拒食は無理矢理止めさせることができません。そのためにご家族に無力感がただようことがあります。
■患者さんは，はじめ家族に自分のしていることを隠したがりますが，同時に甘えたい気持ちも強くなっています。対応に戸惑うご家族との間に，気持ちの行き違いが生じます。
■「家族原因説」には根拠がありません。家族も自分を攻めすぎないようにしましょう。

悪循環からの回復には，患者さん・家族・専門家の それぞれの工夫が生かされます

■回復は，小さな変化から始まります。小さなよい変化の積み重ねを大切にしましょう。
(年単位の回復)

■「自分はだめなやつ」という罪責感が和らぐことが大切です。
　　　□症状だけをおさえようとしても回復は困難です。
　　　□今のままの自分でも支えてくれる人がいる，こんな自分でも役に立つことがあるということに気づくと，悪循環から外れやすいようです。
■楽しく生活できた，自分のやれることが増えたという実感が回復を確実にします。

第2回

思春期心性の特徴

■自分自身に対する評価が不安定です。
■他者の評価によってゆさぶられがちです。
　　　□家族よりも友人や周囲の大人の評価を気にします。
　　　□しかし，家族からの評価も，大きな影響があります。
　　　□肯定的な評価をされることが心の支えになります。
■判断が，「白」か「黒」か極端になりがちです。
　　　□否定的な評価が，人格全体を否定されたようにうけとられがちです。
■自分をそのまま認めてくれる人との関係を望んでいます。
　　　□「親には言えない秘密」を持つようになります。
　　　□自分が認められないこと，さぐられることにたいして敏感です。

回復の道すじ

■「なんて私はだめなやつなんだ」という罪悪感から本人が解放されることがよいようです。
　　　□「食べ吐きしている私でも，いいところあるじゃん」ということが，自分自身でわかるとよいようです。
　　　□自分なりにがんばっていることが，認められる，ほめられる体験は，ささえになります。
■人と人との関係に自分を委ねることができるようになると，徐々に回復はすすみます。
　　　□ほどほどに甘えられることと，ほどほどにあきらめること，好かれることも，

嫌われることもあること，そういうことが全部有り，というところでしょうか。

回復はゆっくり，成長を伴って，していきます

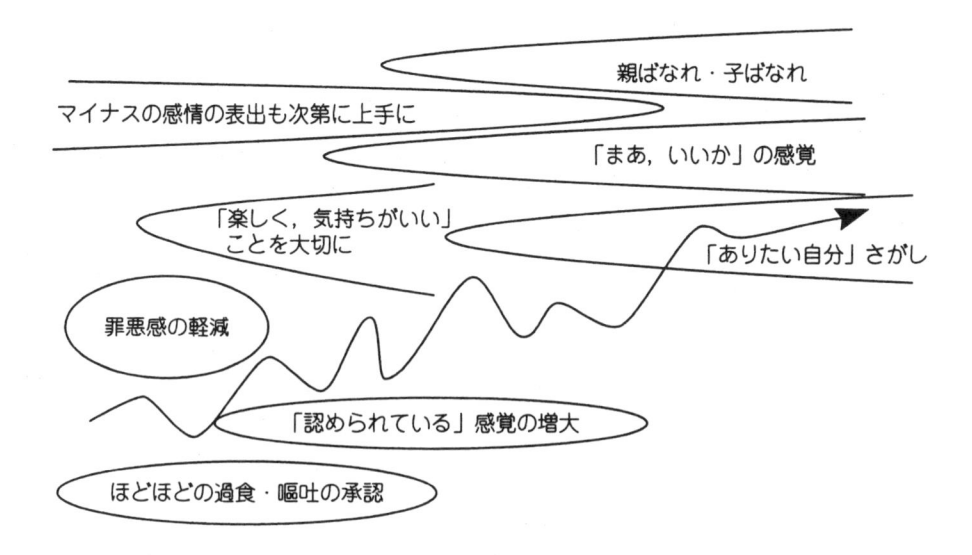

親ばなれ・子ばなれ

マイナスの感情の表出も次第に上手に

「まあ，いいか」の感覚

「楽しく，気持ちがいい」ことを大切に

「ありたい自分」さがし

罪悪感の軽減

「認められている」感覚の増大

ほどほどの過食・嘔吐の承認

家族自身がゆとりがもてるような工夫が，本人にも役に立つのです

- ご家族が自分たちを責める必要はありません。
- どうしても患者さんとの距離が短くなりがちです。家族それぞれがリラックスできる場を持ちましょう。
- 患者さんとの関わりで必要なのは量より質です。一緒に楽しめたり，ほっとできる場が大切です。
- 患者さんの行動に対して，「悪いことは悪い」と毅然とした態度を示すことも大切です。
  □人を憎まず，行動そのものを制限するという具合です。

とりあえず，食べ吐きとちょっと折り合いをつけましょう

- 決して，嫌がらせでもなければ，「親のせい」でもありません。食べ吐きをみて，自分を責めることはないのです。
- 取り組んでみて，すぐに効果が出るとは限りません。おたがいが楽になる，折り合いをつけることができるとよいですね。

□吐く場所について
□過食嘔吐の時間帯について
□吐いたものの後始末について
□食事のルールについて

第3回

本人の元気度をチェックしましょう
気持ちばかりでなく，からだの様子やリズムを見守りましょう

■生活リズム
　□規則的な排便・排尿はありますか？
　□外に出て，散歩などからだを動かすことをしていますか？
　□朝起きてぐっすり寝た感じがしないことが多いですか？
■体力やからだの症状
　□下痢・発熱・腹痛・頭痛などの症状がありますか？
　□気持ち悪くなったり，息切れがすることがありますか？
■不安感・不信感
　□外出することが楽にできますか？
　□視線をあわせて話をすることができますか？
　□動悸がおきたり，からだのふるえがくることがありますか？
　□何度も確かめたり，同じことを何度も繰り返すことがありますか？
■対人関係
　□いやなことはふつうに「いや」といえますか？
　□「おはよう」「おやすみ」といったあいさつをかわせますか？

（教育研究所　牟田武生先生の資料を一部改変）

家族の対応が子どもの回復を助けます

■回復には周りの人のほどよい支えと応援が必要です。

　　　　□「つらいにもかかわらず，やれていること」をほめられるのは，はげみになります。
■小さな変化を大切にすることが大きな変化につながります。
　　　　□本人がやれた小さな頑張りを（こちらもがんばって）ちょっとほめましょう。
■子どもが言葉で悩みを語ることができるだけでも，楽になる場合があります。
　　　　□答えがすぐにみつからなくてもよいのです。

親と子ども，意見が違ってよいのです

■相手を，丸ごとわからなくてもよいのです。わからないけど，とりあえず尊重する，それでよいのです。まあ，それもなかなか難しいですが……。
　　　　□「あなたと，私は，この点で意見が違うのよね。あなたは〜を大切に思っているし，私は〜を大切に思っているのよね」という感じでしょうか。
■違うところもある中で，同じなところもある，それを大切にすることも，よいですね。
　　　　□お子さんと意見の同じなところと，意見の違うところ，両方あって当たり前です。

家族が自分のストレスを減らすことが，患者さんの回復を助けます

■家族が楽でいることで，子どもの罪悪感が和らぎます。
■余裕があると，肯定的な見方，関わりができるものです。
■子どものことを離れて，両親それぞれが一息つく時間を持ちましょう。
　　　　□接触時間が長いと，どんな関係でもしばしば息が詰まります。
■睡眠や体の調子などに気を配り，自分自身を大切にしましょう。

第4回

コミュニケーションを見直してみましょう

■ことばは相互関係です。こじれた関係は「悪循環」になっています。
　　　　□ねぎらいやほめことばのような肯定的なコミュニケーションは，悪循環を変え

る1つの技術です。
　　□できていないことより，できているところを指摘した方が伝わりやすいです。
　　□「私は〜と思う」と言った方が「なぜ，おまえは〜なのだ」と言うより伝わりやすいです。

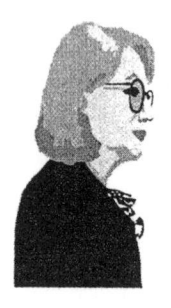

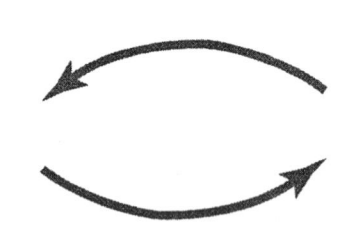

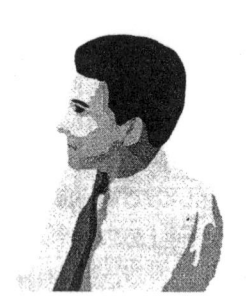

ことばと非言語

■私たちは，言葉の中味だけでなく，振舞いや声のトーンのような非言語のレベルのことに，影響を受けます。
　　□内容がはっきりしているのは言葉の内容，インパクトがあるのは，声のトーンや振舞いのほうです。
　　□柔らかいトーン，明るいトーン，ゆっくりした話し方は言葉を伝えやすいです。
■話したことが，「相手に受けている」という感覚は人を元気にします。
　　□いつも答えが必要とは限りません。
　　□相手の話で盛り上がった，笑えたという体験も，相手を元気にします。

にもかかわらず，やれているところを大切にしましょう

■悩みや，つらさ，怒りやうらみなど，いろいろな感情を抱えて人は生きています。いろんな気持ちがあるけれど，「にもかかわらず」何とかやっているわけです。
■この「何とかやる」ためにやくにたっていること，「いいかげんさ」であったり「がんばり」であったり「人に話す」であったりしますが，それを大切にしましょう。

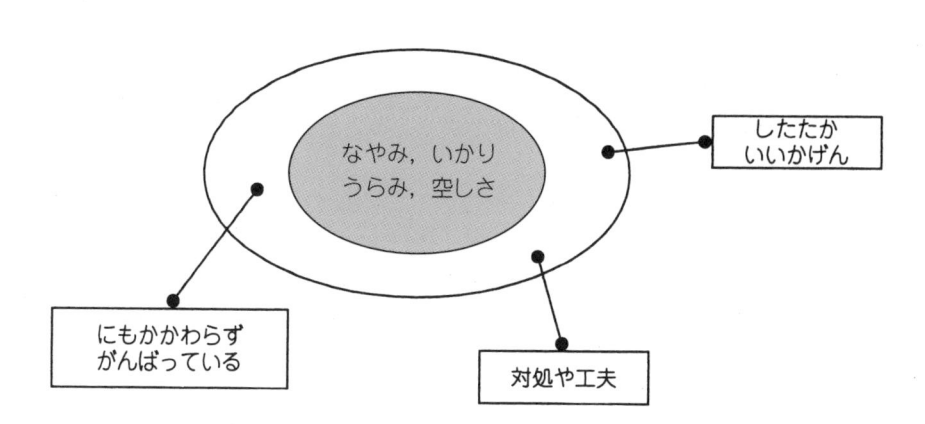

```
        ┌─────────────────────┐
       ╱                       ╲
      ╱    ┌───────────┐        ╲────● ┌──────────┐
     │     │ なやみ，いかり │         │    │ したたか  │
     │     │ うらみ，空しさ │         │    │ いいかげん │
     │     └───────────┘        │    └──────────┘
      ╲                       ╱
       ╲─────────────────────╱
          ●           ●
   ┌──────────┐   ┌──────────┐
   │にもかかわらず│   │ 対処や工夫 │
   │がんばっている│   └──────────┘
   └──────────┘
```

本人の罪悪感がやわらぐ時……

■他者の評価がとても気になっています。
■「自分にもよいところがある」と思えるようになるために，人からほめられる体験，支えられる体験が必要です。
■「なにもしなくても，いるだけの自分が認められている」「自分はこれでよいんだ」と感じられ，「まあ，いいか」の生活の仕方で，葛藤を上手に抱えられるようになることです。
■家族が，患者さんと楽につきあえるようになるためには，家族自身が楽であることが必要です。

第5回

家族のためのガイドライン

■ゆっくり急がずにいきましょう。
　　□焦る気持ちはあたりまえですが，ちょっとそれをおさえましょう。
　　□回復には時間がかかります。時が解決してくれることもあるのです。
■摂食障害の原因の追求，犯人探しはやめましょう。

　　　　　□これからの生活を明るく，楽しくする工夫をゆっくり考えていきましょう。
■「悪循環」ゆえの行動があります。できるだけ，あわてずに淡々と受けとめましょう。
　　　　　□患者さんの食べる行為，食べない行為に惑わされず，家族自身の生活のペースを大切にしましょう。
　　　　　□不安でいるため「甘える」行為がふえる時期があります。無理のない範囲でつきあうことは子どもを楽にします。（限界はあります。）
　　　　　□親にしか言えない「本音が出る時期」があります。言葉のきつさにびっくりしないで，「本音も言えるようになった」心の成長の一過程と見てあげて下さい。

家族のためのガイドライン（2）

■変えられないことは無視しましょう。
　　　　　□物事によってはそのままにしておいた方がいいこともあります。
　　　　　□暴力は別です。無視せず相談してください。
■家族自身が疲れないように工夫しましょう。
　　　　　□1人に負担がかたよりすぎないように，上手に協力し合いましょう。
　　　　　□たとえ家族であっても，生き方・考え方・感じ方はそれぞれ違います。お互いの違いを尊重しましょう。
　　　　　□一息入れる時間や場所は家族にも本人にも必要です。
■親として，本人に対応して「よかったこと」「工夫したこと」を大切にしましょう。
■葛藤がなくなることを目指すのではなく，上手に抱えられるようになるよう工夫を続けましょう。

索 引

あ

アイデンティティ 36
IVH 4, 52, 71, 94, 95
悪性の退行 97
activation syndrome 98
Anorexia nervosa 35
アメリカ精神医学会 146
アルコール乱用 18

い

維持期 82
依存性パーソナリティ障害 20
遺伝的要因 30
院内学級 5, 94
インフォームド・コンセント 119

う

ウィダー in ゼリー® 87
ウィニコット 107, 116
うつ病 7, 19, 24

え

栄養管理部 4
SSRI 30, 67, 69, 98
FDA 99

演技性パーソナリティ障害 20
エンシュア・リキッド® 87, 95

お

横断的標準身長・体重曲線 84
嘔吐 17
オペラント条件づけ技法 94

か

絵画療法 99
回避性パーソナリティ障害 20
外来治療 160
隠れ食い 17
過剰適応 6
過食 17, 18
過食症 11, 44, 133, 142, 147
下垂体前葉障害説 35
家族へのアプローチ 120
家族療法 125
活動性の亢進 18
ガル 35, 145
カロリーメイトゼリー® 87
観察的態度 80
完全主義 31

噛んで吐き出す 18

き

飢餓 44, 152
飢餓死 16
きっかけ法 105
気分障害 58
基本的信頼感 90
虐待 32
境界性パーソナリティ障害 19, 20, 117
強化子 33
共感的態度 80
強迫性障害 19, 25, 47, 58, 66
強迫性パーソナリティ障害 20
拒食症 11, 44, 133, 141, 147
拒食症の分身 83

く

グッドイナフ・マザー 116
グレリン 30
グレリン関連遺伝子 30
クロナゼパム 71
クロミプラミン 71

け

経鼻腔栄養 4, 56, 65, 94

下剤乱用　13, 23

こ

構造化面接　19
合同家族面接　105
行動期　81
行動療法　73, 94, 105, 159
呼吸器感染症　42
心の窓　107
コラージュ療法　100

さ

サートラリン　98
作業療法　74, 94, 107
挫折体験　32

し

CGI　45
自我同一性　36
自我同一性の葛藤　43
自己嫌悪　14
自己同一性　32
自己評価　17, 21, 31
自己誘発性嘔吐　13, 23
自殺　16
自殺企図　18
視床下部—下垂体系　30
自傷行為　18
自然治癒力　120
持続因子　29
自尊心　22, 24
下坂幸三　115
シモンズ　35
社会不安障害　19, 25
社会文化的要因　29
若年発症 early-onest　16, 55

ジャネ　36
宗教儀式　34
集団精神療法　94, 159
熟考期　81
準備期　81
小うつ病性障害　47, 58
生涯有病率　22
情動不安定　59
消耗病　35
食事指導　84
食事日記　4, 69, 84, 90
新規まき直し　75
神経症症状　43
神経性過食症　133
神経性食欲不振症　133
神経性大食症　11, 41, 147
神経性大食症—排出型　52, 68
神経性大食症—非排出型　53, 70
神経性無食欲症　11, 41, 79, 147
神経性無食欲症—制限型　49, 65
神経性無食欲症—むちゃ食い/排出型　51, 67
神経性無食欲症（Anorexia nervosa：AN）　14
神経内分泌異常　30
身体像の障害　17, 33, 43
身体的合併症　19
心理教育　82, 119, 131
心理的要因　29

す

随伴症状　42

スキンシップ　68
スクィグル法　107
スルピリド　71

せ

制限型　15
成熟拒否　36, 43
精神的合併症　19
精神療法　88, 159
生物学的要因　29
摂食行動異常　17
摂食制限　17
セルビーニ　37
セロトニン　30
セロトニン関連遺伝子　30
前駆症状　42
前熟考期　81
選択的セロトニン再取り込み阻害薬　30, 67
全般性不安障害　19, 25

そ

双極性障害　47
双極Ⅱ型障害　58
喪失体験　6, 32

た

大うつ病性障害　7, 19, 24, 47, 58
ダイエット　12, 33, 42, 144, 155
ダイエット群　56, 72
体脂肪　44
体重減少　15

ち

チーム医療　5
致死率　22
父親の役割　117, 165
注意欠陥多動性障害　48
中心静脈栄養 IVH　4, 66, 94, 95
治療関係　79
治療者―患者関係　89, 111

て

DSM-III　35
DSM-IV　7, 15, 45
デイケア　68, 74, 107
低K血症　24
低体重の維持　16
電解質異常　16
転帰　22

と

動機づけ　94, 105
同席面接　88
特定不能の摂食障害　25
トレジャー　73

な

内因性ペプチド　30

に

入院治療　160
認知行動療法　70, 74, 90, 95

ぬ

抜毛癖　48
盗み食い　17

は

パーソナリティ障害　31
排出型　21
排出行動　18
吐きダコ　23
箱庭療法　4, 100
発症準備因子　29
発症誘発因子　29
パニック障害　19, 25
母親の役割　116
パロキセチン　98
パンフレット　82, 131

ひ

BMI　16, 51, 84
BDNF遺伝子　30
非言語的アプローチ　99
非ダイエット群　56, 72
否認　150
非排出型　21
肥満恐怖　4, 12, 15, 16, 33, 43, 73, 149
肥満蔑視　32
病識の欠如　17
標準体重　84
病棟レクレーション　94
binge eating　22
Binge Eating Disorder　25

ふ

不安障害　19, 25
フェアバーン　90
複眼的視点　79
不適応行動　43
不適切な代償行為　21

不適切な代償行動　23
不登校　43
Bulimia nervosa　35
フルオキセチン　99
ブルック　36
ブルックの理論　31
フルボキサミン　67, 69, 98

へ

米国精神医学会　35, 45
併存症 comorbidity　17
別離体験　6, 32

ほ

飽食の時代　32
母子合同入院治療　97
ポジティブな意味　121
補助栄養食　87
Body imageの障害　15, 17, 33, 73
ほどよい母親　116

ま

マスターソン　117
万引き　19, 165

み

ミニューチン　31, 37
ミンクス　83

む

無月経　15, 141
むちゃ食い　13, 22
むちゃ食い障害　25
むちゃ食い/排出型　15

め
雌豚やせ症　42, 73

も
モートン　35, 145
モチベーション　80, 89
問題解決技法　92
問題解決能力　31

や
薬物の乱用　18
薬物療法　98, 160
やせ願望　12, 16, 33, 44, 73, 149
やせの礼賛　32

ゆ
有病率　15

よ
抑うつ症状　42
抑うつ状態　67
予後　22
予後不良因子　16
予後良好因子　16

ら
ライフイベント　6
ラコール®　87, 95
ラセーグ　35, 145
ラッセル　146

り
利尿剤乱用　23
臨床的特徴　41

あとがき

　友達関係の中で，友達の何気ないひとことに傷ついたり，友達から疎外されているような気がしたとき，家族関係において，母親の言葉に腹が立ったり，兄姉弟妹の行動にイライラしたりしたとき，あるいは将来に対する漠然とした不安や空しさを感じたとき，ふとダイエットがあたかもそれらを解決してくれ，達成感を与えてくれるかのようにみえてくる。過食や嘔吐がストレスを発散してくれるかのように思えてくる。きっかけはこのように些細なことが少なくない。それだけに，摂食障害は誰でも陥る可能性のある疾患なのである。

　紆余曲折を経て，子どもたちがほぼ回復したとき，皆同じように言う言葉がある。「まあいいか」と思えるようになったということである。これまでは，勉強も部活もきちんとしなければ気がすまなかった。すべて自分が責任を負わなければならないと考えていた。何でも完璧にやらなければならないと感じていた。

　そんな子どもが，些細なきっかけからダイエットを始め，過食や嘔吐を繰り返すようになっていく。治療を開始しても魔法のようにすべてが一気に解決するわけではない。治癒には一定の時間がかかり，回復はゆっくりと少しずつやってくる。それでも回復と再発を繰り返しながら，少しずつ自分がみえてきて，現実に気づくようになっていく。そんなときに，ふと思うのだという。「まあいいか」と。

　これはけっして否定的な考えではない。勉強や部活は自分ができる範囲でやるしかない。すべて自分だけで背負い込むのは限界がある。世の中に完璧ということはあり得ない。自分のできることをできる範囲で着実にこなしていこう。そう考えられるということは，現実にきちんと向き合い，乗り越える準備ができたということなのである。

　摂食障害が回復するということは，体重・体型や過食・嘔吐などの症状にとらわれなくなり，現実の自分の人生に目を向けるようになることである。それはけっして完璧で華やかな人生なのではなく，身の丈にあった普通の生活の中に，いくらかのゆとりとささやかな楽しみを感じることができるような，ほどほどの生活なのである。「まあいいか」と思えるような生活が実は本当の幸せなのかもしれない。

　本書が多少とも子どもの摂食障害の臨床に取り組んでいる方々の参考となり，摂食障害で悩む子どもたちおよび家族の方々のためにお役に立つことができれば望外の喜びである。

2007年12月　傳田健三

著者略歴
傳田　健三（でんだ　けんぞう）

1957年	静岡県に生まれる。
1981年	北海道大学医学部卒業。
1998年	ロンドン大学精神医学研究所　児童青年精神医学講座，英国王立ベスレム病院（青年期病棟，摂食障害病棟）へ留学。
1999年	北海道大学大学院医学研究科精神医学分野　准教授，現在に至る。

専　攻　臨床精神医学，児童青年精神医学

著訳書

『小児のうつと不安―診断と治療の最前線―』新興医学出版社，2006
『子どものうつ，心の叫び』講談社，2004
『子どものうつ―病見逃されてきた重大な疾患―』金剛出版，2002
『拒食症サバイバルガイド―家族，援助者，そしてあなた自身のために―』（ジャネット・トレジャー著：共訳）金剛出版，2000
『子どもの遊びと心の治療―精神療法における非言語的アプローチ―』金剛出版，1998

© 2008　　　　　　　　　　　　　　　　　　　第1版発行　2008年2月16日

子どもの摂食障害
―拒食と過食の心理と治療―

（定価はカバーに表示してあります）

検印省略

著　者　　傳田　健三
発行者　　服部　治夫
発行所　　株式会社　新興医学出版社
〒113-0033　東京都文京区本郷6丁目26番8号
電話　03（3816）2853　FAX　03（3816）2895

印刷　株式会社　藤美社　　ISBN978-4-88002-672-5

- 本書およびCD-ROM（Drill）版の複製権・翻訳権・譲渡権・公衆送信権（送信可能化権を含む）は株式会社新興医学出版社が保有します。
- JCLS 〈(株)日本著作出版権管理システム委託出版物〉
  本書の無断複写は著作権法上での例外を除き禁じられています。複写される場合は，その都度事前に(株)日本著作出版権管理システム（電話03-3817-5670，FAX 03-3815-8199）の許諾を得てください。